改訂版

症状で選ぶ！

がん患者さんと家族のための

抗がん剤・放射線治療と食事のくふう

山口 建（静岡県立静岡がんセンター総長兼研究所長）監修

静岡県立静岡がんセンター 編

女子栄養大学出版部

はじめに

山口　建
静岡県立静岡がんセンター総長兼研究所長

やまぐちけん
1974年、慶応義塾大学医学部卒業後、国立がんセンター研究所で腫瘍内分泌学を専攻し、再発乳がん患者の診療を担当。副所長等を経て、2002年、静岡県立静岡がんセンター総長兼研究所長に就任、現在に至る。2000-2003年、国際がん研究機関、科学評価委員会の日本代表として国際的にも活躍。2000年、高松宮妃癌研究基金学術賞、2014年、国際腫瘍学バイオマーカー学会アボット賞を受ける。厚生労働省がん対策推進協議会会長代理などを務め日本のがん対策にも貢献。専門の再発乳がん治療の知識、三十数年におよぶ消化管ホルモン研究歴、そして"がんの社会学"の創始者としての経験が本書に生かされている。

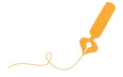

多くのがんの患者さんは、食事についての悩みを体験しています。健康なときにはおおいなる楽しみであった食事、ご家族とのだんらんの機会、そういうことが失われてしまうことが患者さんの心を傷つけます。ご家族も、その姿を見ながら自分たちだけが食べられるという罪の意識に襲われます。

　しかし、人間である以上、「食べる」という本能はいつも働いており、少しくふうをすることで、食事がとれるようになるということもよく経験します。治療が原因で起きた食事の異常は、時間がたつにつれて必ず改善していきます。患者さんが「少し食べてみようかな」という気持ちになること、そして、ご家族が「こういうものなら食べられるかもしれない」とくふうをすること、そういう粘り強い努力によって、食事が回復した多くの事例があります。

　本書のもととなった「がんよろず相談Q＆A 第3集 抗がん剤治療・放射線治療と食事」は、静岡がんセンターでの多くの患者さんとの対話から学んだ「患者さんのための食事学」を、シリーズ「がん体験者の声」の一冊としてまとめたものです。栄養士の稲野利美さんは患者さんにやさしい食事を考案してきました。看護師の石川睦弓さんや廣瀬弥生さんは、患者さんやご家族からのお話をもとに、本書の構成を手がけました。栄養学・食育を専門とする吉田隆子さんは、病院食を一般家庭にふさわしいメニューにし、調理を指導しました。がんの社会学研究班に参加している全国のがん医療の専門家や患者会・支援団体のかたがたも積極的にアドバイスしてくださいました。こうして完成した冊子は、全国のがん患者の診療に当たる医療機関などに配布され、好評を博しています。しかし、書籍として発売していないため、全国の患者さんやご家族が自由に手に入れることができないという制約がありました。

　そこで、全国に配布した冊子をひな形に、女子栄養大学出版部の食に関する出版物についての経験を生かし、文章や写真を一新して、患者さんにとってより読みやすくわかりやすい形の書籍が計画されました。

　そんなとき、大鵬薬品工業社長の宇佐美通氏から、製薬企業として患者家族支援についてのご相談を受けました。近親者ががん治療を受け、抗がん剤のさまざまな副作用を目のあたりにし、患者さんの負担を少しでもやわらげたいと思われたのだそうです。しかし、この分野の研究がわが国のみならず世界でもひどく遅れていることを知り、衝撃を受けられました。そういう対話を通じて、両者が共同して、出版と同時に、同じ内容のウェブサイト（http://survivorship.jp/）を立ち上げることが決まりました。その後、ウェブサイトは現社長の小林将之氏のもとで、本書の内容のみならずがんサバイバーの生活に必要な情報を含むウェブサイトに進化しています（本書191ページ参照）。

　こうして2007年に出版された本書では、静岡がんセンターでの経験を生かし、さまざまな症状に悩むがんの患者さんに適したメニューを揃えました。それは、けっして特殊なものではなく、健康なときに楽しんでいた家庭の食事をもとに、具合が悪くても食べられるようなくふうを加えたメニューです。また、患者さん自身が食事を作ることも考えて、できるだけ手間をかけないレシピを用意しました。こうした内容が、がんの患者さんやご家族に受け入れられてか、本書は発刊後、版を重ね、出版部数は7万部に達しています。また、がんサバイバーのためのウェブサイトも毎月17万回のアクセスが記録されるまでになっています。

　このたび、初版から10年を経過し、改訂版を発行する運びとなりました。改訂版では、医学、看護学、栄養学などの新たな知見、あるいは、患者さんの食事に有益な新たな食品に関する情報などに基づき改訂を行いました。また、読者の声についても可能な限り反映させています。一方、食事のメニューやレシピには、初版から大きな変更は加えておりません。静岡がんセンターでの初版以来の10年間の経験でも、大きな変更は不要と考えたためです。

　初版に引き続き、「食べられない」と悩む患者さんが、一口でも多く、少しでもおいしく食べられることを願って、本書改訂版を、がんサバイバーのウェブサイトの紹介とともに世に送りたいと思います。

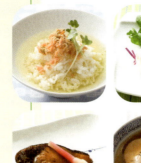
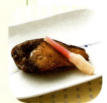
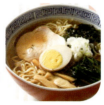

がんよろず相談Q&Aシリーズ
症状で選ぶ!
がん患者さんと家族のための
『抗がん剤・放射線治療と食事のくふう
改訂版』

目次

はじめに ……………… 2

なぜ、食べられないのだろう?
──がん治療と食事 ……………… 7
山口 建 [静岡県立静岡がんセンター 総長
兼研究所長]

本書の活用法 ……………… 6

症状で選ぶおすすめメニュー176品 …… 17
 主食 18 主菜 21
 副菜 23 汁物 25
 デザートと飲み物 26

目で見て選ぶおすすめメニュー102品 … 29
 主食 30 主菜 35
 副菜 39 汁物 42
 デザートと飲み物 44

おすすめメニュー176品の
レシピ集 ……………… 47

主食
 米 ……………… 48
 めん ……………… 62
 パスタ ……………… 68
 パン ……………… 70
 シリアル・粉 ……………… 74

主菜
 卵 ……………… 78
 魚 ……………… 82
 肉 ……………… 88
 大豆製品 ……………… 96
 乾物 ……………… 98

副菜
 あえ物・酢の物 ……………… 100
 サラダ ……………… 106
 煮物 ……………… 108

汁物
 みそ汁・すまし汁 ……………… 112
 中国風スープ ……………… 114
 洋風スープ ……………… 116

デザートと飲み物
 果物 ……………… 118
 乳製品 ……………… 121
 飲み物 ……………… 124

第1章
簡単でおいしい食事のくふう

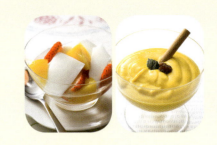

第2章
症状別・生活と食事のくふう

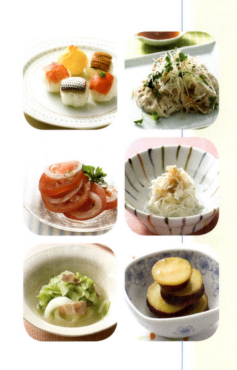

抗がん剤と放射線治療による
症状と対策一覧……………… 130

食欲不振……………………… 134
吐き気・おう吐……………… 138
味覚の変化…………………… 144
嗅覚の変化…………………… 148
口内炎（口腔内の炎症・乾燥）… 152
胃の不快感…………………… 156
膨満感………………………… 160
便秘…………………………… 162
下痢…………………………… 166
摂食困難（開口咀嚼障害）…… 170
飲込困難（のどや食道の炎症）… 172
白血球減少…………………… 174

口腔ケアの基本とポイント……… 178
神経障害があるときの
　食事作りのくふう…………… 180
1人分調理のコツと食生活のくふう…… 182
栄養補助食品（濃厚流動食を含む）の
　特徴と選び方………………… 185
副作用チェック表・食事日記……… 188
ウェブサイト案内……………… 191

患者さんとご家族へ…14
稲野利美［静岡県立静岡がんセンター 栄養室長］

患者さんの気持ちに寄り添う食事とは…126
吉田隆子［NPO法人 こどもの森 理事長］

本書の活用法

1 がんの治療中に食事が進まないと感じたときには、その原因を知ることがたいせつです。原因によって対応方法が異なりますし、医師の判断をあおがないと危険なこともあります。そこで、まず、冒頭では、「なぜ、食べられないのだろう?」というテーマで、抗がん剤治療や放射線治療を受けるがんの患者さんの食事が進まなくなる理由をまとめてみました。

2 第1章「簡単でおいしい食事のくふう」では、病院栄養士の「患者さんとご家族へ」というアドバイスに続き、"症状で選ぶおすすめメニュー176品"を記載しました。それぞれのメニューは、「食欲不振」「吐き気・おう吐」など12の症状別に、「適する」「配慮が必要」「適さない」という3段階に分類されています。どうしても食事が進まないときに試していただきたい「おすすめ」も用意しました。

次いで、"目で見て選ぶおすすめメニュー"では、患者さんやご家族が写真で選べる102品のメニューを用意し、それがどのような症状に適したメニューなのかをわかるようにしました。

第1章の後半では、患者さんに適した料理を家庭でも作れるように、"おすすめメニュー176品のレシピ集"としてまとめました。そのうえで、栄養学・食育の専門家が「患者さんの気持ちに寄り添う食事とは」というテーマで、調理についてのアドバイスを述べています。

3 第2章「症状別・生活と食事のくふう」では、抗がん剤・放射線治療を受ける患者さんが悩む、食に関する12の症状をくわしくとり上げました。症状を概説したうえで、悩む患者さんの声を紹介し、医師、看護師、栄養士からの食事あるいは生活に関するアドバイスをまとめてあります。ひとり暮らしでの食についても、手間をかけずに作るくふうを書いてみました。

第2章の後半は資料編です。治療を受けるときに役立つ、口腔ケアや食事作りのヒント、副作用チェック表・食事日記や、市販されている栄養補助食品も紹介しています。

インターネットをご利用のかたは、静岡がんセンターと大鵬薬品工業とが共同で作成した、がんサバイバー向けのウェブサイト（http://survivorship.jp/）もご覧ください。本書191ページにその概要を記載してあります。このウェブサイトでは、本書の内容をすべて掲載するとともに、静岡がんセンターで作成した抗がん剤のさまざまな副作用やがん治療の後遺症に関する小冊子の内容をも掲載しており、闘病中の患者さんやご家族にとって役立つ情報が盛られています。

4 本書を利用するにあたって、ぜひ注意していただきたいことがあります。

本書は、がんの患者さんの食事について、一般的に述べたものです。本書がすすめている料理でも、ある患者さんには適していないかもしれません。また、患者さんが軽く考えている症状の背後に、重大な疾患が隠れている可能性もあります。かならず、患者さんの診療にあたっている医師、看護師、栄養士のかたがたの意見を優先し、気になる症状については、早めに担当医に相談してください。また、食欲不振や吐き気があって食が進まないときには、自分の好みの味で、少しでも食べることが先決です。健康時のバランスのよい食事という基本には眼をつぶらなければならないこともあります。そこで、本書では、あえて塩分や糖分を控えることはせずに、ごく一般的な味つけにしています。病気の状況によって、塩分や糖分などに制限が必要な場合は、かならずそちらを優先してください。

なぜ、食べられないのだろう？
がん治療と食事

山口　建　静岡県立静岡がんセンター総長兼研究所長

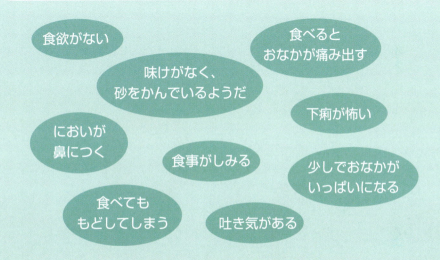

――がんの患者さんは食事に関係するさまざまな悩みを訴えます。

「なぜ、食べられないのだろう？」患者さんは医師に理由を尋ねます。
あるいは、「がんだからしょうがない」とみずからを慰めます。
中には、「食べないと死んでしまう」と心配する患者さんやご家族もいます。

ときには、抗がん剤治療の副作用を気にして、
医師に言わずに抗がん剤をやめてしまったり、量を減らしたりする患者さんもいます。
しかし、これは禁物です。仮に量を半分にすれば、効果は半減するのではなく、
まったく期待できなくなってしまうこともあるからです。

副作用が強いと感じたら、医師にすみやかに連絡をとって状況を正確に伝え、
治療を中止すべきかどうかを判断してもらいましょう。
抗がん剤を続ける場合には、医療者と協力して、副作用を軽くする薬剤などを使い、
投与量や投与間隔をくふうして、治療効果が上がるように努めてください。

なぜ、食べられないのだろう？

がん治療と食事

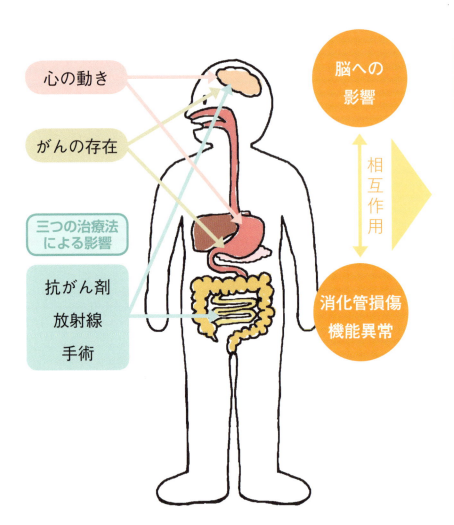

なぜ、食べられないのだろう？

—食に影響を与える五つの要因—

がんの患者さん、特に抗がん剤や放射線による治療を受けているかたは、なぜ食事が進まないのでしょうか？ それには左の図に書かれている五つの要因が関与しています。"患者さんの心の動き""がんの存在"、そして"抗がん剤""放射線""手術"という三つのがんの治療法による影響です。

これらの要因は、患者さんの脳や体に働いて、食に影響を及ぼします。脳では、食欲中枢、おう吐中枢、味覚、嗅覚などに異常が起きます。体では、口から肛門に至る食物の通り道である消化管や肝臓や膵臓などの内臓への副作用が食事に影響を及ぼします。さらに、脳の機能と消化管や内臓との間には、神経やホルモンのネットワークにより、強い相互関係が築かれており、一方の異常は、他方にも大きな影響を与えます。

こうして、患者さんは、図の右の列にまとめられたような、さまざまな症状を感じるようになります。「いま、悩んでいるのはどの症状なのか？」。それを知れば、担当医や看護師や栄養士に、より具体的に相談することができます。本書でも、症状別に、患者さんの食を改善させるメニューと具体的な調理法を紹介しています。また、食事上、生活上のアドバイスもまとめてみました。

次に、抗がん剤治療と放射線治療によって食が進まなくなる理由を、もう少しくわしく述べてみたいと思います。

—抗がん剤治療の場合—

人間の体は約40兆個の正常な細胞が集まってでき上がっています。その一つ一つは、脳細胞、血管細胞、消化管細胞など、特殊な機能を持っています。消化管とは、口から肛門に至る食物の通り道で、食べることと密接な関係がある臓器です。

がん細胞は正常な細胞がほんの少しだけ変化したもので、分裂し数を増やし続けるという性質を獲得しており、治療が遅れると、臓器をこわし、さまざまな場所に転移するという異常さを持っています。がん細胞を攻撃する薬剤が抗がん剤です。

抗がん剤には、注射や点滴で血管内に投与する注射薬と、服薬する経口薬とがあります。現在、あわせて、百数十種類が治療に使われており、2種類以上の抗がん剤を投与する併用療法もよく行われています。そういう治療法の一つ一つで、有効ながんの種類、効きぐあい、副作用などは異なっています。

投与された抗がん剤は、血液の流れに乗って全身に行きわたります。そして、がん組織に到達し、がん細胞が持っている、細胞が分裂し、どんどん数を増やすという性質や、がん細胞に特有なたんぱく質などを標的として

なぜ、食べられないのだろう？
がん治療と食事

攻撃します。新しく開発された抗がん剤の中には、がんに栄養を補給するための血管を攻撃するものや免疫力を高めるものもあります。ところが抗がん剤が標的とするがん細胞の特徴は、正常な細胞の一部にも存在しています。そこで、全身をめぐる抗がん剤は、正常細胞の一部も傷つけ、副作用を引き起こします。

消化管は、人体の中で、もっとも抗がん剤の影響を受けやすい臓器の一つです。なぜなら、消化管の細胞は、寿命が来た細胞を新しい細胞にとり替えるために、がん細胞と同様、数を増やし続ける性質を獲得しているからです。消化管の細胞が傷つくと、食べることに影響が出ます。消化管以外では、血液や毛髪を作る細胞が抗がん剤で損傷を受けやすく、白血球や血小板の数が減ったり、毛が抜けてしまうという副作用が生じます。

ただし、副作用の出方には患者さん一人一人で個人差があります。同じ薬剤を同じ量だけ投与した場合でも、強い副作用で苦しむ人から、まったく気にしない人までさまざまです。

たとえば、口内炎は、抗がん剤の副作用による消化管障害の一つです。健康な人では、口内炎ができても、すぐに新しい粘膜細胞が表面をおおい治ってしまいます。しかし、ある種の抗がん剤は、新しい細胞が生まれる力を弱め、口内炎を悪化させます。

抗がん剤の種類によっては、食道や胃や腸にも、口内炎と同じような変化が起きてしまいます。消化管の損傷は食欲低下や吐き気やおう吐の原因になります。また、栄養素や水分を吸収する腸の機能を弱め、下痢を引き起こします。潰瘍ができれば、痛みが生じ、血を吐いたり、便に血が混じることもあります。

抗がん剤は脳には比較的、到達しにくいのですが、それでも、脳の食欲中枢やおう吐中枢に直接作用して、食欲不振を招いたり、吐き気やおう吐を引き起こすことがあります。

また、消化管に起きた変化を察知する神経の働きや、抗がん剤によって破壊されたがんの老廃物や生体の炎症反応の脳への作用によって、同じような症状が引き起こされることもあります。このような現象は、症状も発生のメカニズムも"妊娠中のつわり"や"飲酒後の二日酔い"と似ています。

―放射線治療の場合―

放射線も、抗がん剤と同じように、がん細胞を攻撃します。抗がん剤との大きな違いは、照射された場所にのみ効果を発揮するので、全身への影響がほとんどない点です。ただし、破壊力が強いので、照射を受けた場所では比較的重い副作用が生じます。

消化管のがんを標的とする場合には、その周辺の正常な消化管の一部が照射を受けます。また、膵臓や子宮や前立腺などのがんを標的にする場合には、周囲の消

化管に望ましくない効果が及びます。こうして、放射線治療は食事に影響を及ぼします。

　照射部位によって、どのような副作用が生じるかを具体的に述べてみましょう。
　口の中やのどまわりのがんでは、照射部位周辺の口の中の粘膜や歯や歯ぐきが傷つき、潰瘍ができ、痛みのために食事がとれなくなることがあります。
　食道がんの場合は、正常な食道の一部が傷つき、炎症や潰瘍が生じます。そこで、食物や水分が通過するとき、痛みや違和感を感じます。
　膵臓がんなど、腹部の病変の照射では、腸が影響を受け、食欲不振、吐き気、おう吐、下痢などが生じます。
　子宮がんや前立腺がんでは、大腸の下部や直腸が照射され、渋り腹のような下痢や血便が出てきます。
　がんが骨に転移をすると、痛みをおさえたり、骨折を防ぐ目的で放射線治療が行なわれます。病変の位置によっては、消化管に照射が及び、食事に影響が出ることがあります。

　以上のような直接効果とは別に、放射線治療でも、"妊娠中のつわり"や"二日酔い"のような全身症状が、一部の人に弱いながらも出現することがあります。出現時期は、照射開始直後が多く、"放射線宿酔（酔い）"とも呼ばれています。症状は照射中から軽くなり、照射が終われば消失し、大事に至ることはありません。

がんの存在や手術も食事に大きな影響を与える

　初期の胃がんや大腸がんでは、食事に影響が出ることはほとんどありません。しかし、病状が進み、がんの一部がくずれて潰瘍ができると、食欲がなくなったり、痛みが出たりします。肝臓や膵臓などの病変も痛みや消化不良や肝機能の悪化のため、食欲の低下を招きます。
　がんが全身あるいは消化管全体に及ぶなどの進んだ状態では、くふうをしても食を回復することができないことがあります。がんが腸をふさいで腸閉塞を起こしたり、がんが原因で腸に穴があく腸穿孔のような状態が生じると、激しい痛み、吐き気、おう吐が生じ、食事は禁止されます。このような場合には、静脈栄養やチューブ栄養などの医学的な処置が必要です。

　がんは切除されているのに、手術の影響が残って食が進まないこともよく経験します。口の中のがん、のどまわりのがん、食道がん、胃がん、大腸がん、直腸がん、膵臓がんなどでは、消化管の一部を切りとり、つなぎなおす操作を行ないます。手術直後には、個々のケースによって食事の仕方も大きく変わるため、本書ではとり扱っていません。手術を受けた医療機関の指導をしっかり受けてください。
　手術の後遺症の中では、腸の癒着による腸閉塞が命

なぜ、食べられないのだろう？

（がん治療と食事）

にかかわることもあるのでたいせつです。手術によって胃が小さくなったり、大腸が短くなったり、消化酵素が出なくなった場合には食事は可能ですが、すぐにおなかがいっぱいになってしまったり、ささいなことで下痢をくり返したりします。胃の手術のあとでは、ダンピング症候群と呼ばれる、冷や汗、動悸、吐き気、腹痛、めまいなどの全身症状が起きることがあります。

しかし、人の体には適応力があり、くふうをするうちに新しい環境に慣れていくことが多いようです。手術後の食生活については、担当医の指導や手術後の食事について述べた専門的な書物に譲りたいと思いますが、本書にも参考になるアドバイスが盛られています。

がんから作り出される物質、あるいはがんに反応して人体が作り出した物質が、食欲の低下や吐き気のような、"妊娠中のつわり"や"二日酔い"に似た症状を引き起こすことが知られています。この病態は"がんの悪液質"といわれており、本書の"食欲不振"に関するアドバイスが参考になります。

食事と心

気の持ちようで、食には大きな影響が出ます。がんと診断され将来を悲観した場合や、痛みなどの症状によって苦しんでいるときには、食事をとる気にもなりません。逆に、栄養をつければ早く退院できると思えば、おいしいと感じない食事でも、なんとかおなかに納めようと努力します。

赤い色がついた抗がん剤でおう吐がひどかった患者さんが、以後、その点滴を見るだけで、吐き気をもよおしてしまうこともあります。抗がん剤の影響ではなく、心が反応しているのです。こういう場合には、点滴セットを紙や布でおおって、患者さんに見せないようにします。患者さんの心を察して、さまざまな形で励ますことも、医療者や家族のたいせつな役割です。

食べられないとき どうするか？

まず、担当医と相談することをおすすめします。吐き続けるなど、症状が強ければ、点滴や経管栄養法などで栄養や水分を補給しなければなりません。

食べられない原因を明らかにすることも必要です。がんそのものの影響、手術・抗がん剤・放射線による消化管の異常、脳への作用による"つわり"や"二日酔い"に似た症状、心の問題などが、一人一人の患者さんで複雑にからみ合っていることが多いようです。

担当医が、症状があっても食事が可能と判断した場合には、食事がすすめられます。しかし、患者さん自身の努力にも限界があります。医師や看護師や栄養士と相談し、家族が協力して、一口でも多く、少しでもおいしく

食べられるくふうをしてみましょう。本書には、症状別におすすめできるメニューが準備されています。

抗がん剤投与後に吐き気やおう吐が強い場合には、吐き気止めである制吐剤（せいとざい）がよく使われます。抗がん剤の種類によっては、抗がん剤投与前後にかならず制吐剤を使用します。抗がん剤のもう一つの特徴は、投与後、時間がたてば、副作用が確実に改善することです。抗がん剤による副作用で食事がとれない場合には、焦らずに時が過ぎるのを待つことも必要です。

ただ、抗がん剤が投与されている場合、たとえ休薬期間中であっても、健康なときとまったく同じ食欲があるという患者さんはあまりいません。症状がまったく消失するまでには至らず、なんとなくすっきりしない状態で食事に臨むことが多いでしょう。こういう場合は、本書の"食欲不振"の項目に記載されたくふうをすることによって、かなり食が進むことがあります。

放射線治療の場合には、口の中に潰瘍ができたり、直腸への照射で下痢や血便が出たりするので症状が重いと感じてしまいます。しかし、治療が終われば、正常な組織が傷んだ部分をおおい、健康なときとほぼ同じ状態まで回復します。焦らずに、許された範囲内で、食事をとっているうちに病状が改善していきます。

患者さんやご家族の中には、「食が進まないと病気の回復が遅れる」、「食べられないと命にかかわるのではないか？」といった心配をされるかたがいます。しかし、人間の体には、必要な栄養素を肝臓などに貯蔵しておくしくみが備わっています。2～3日、食事がとれなくても、担当医が治療の影響なので回復すると判断し、ある程度、水分を補うことができていれば、それほどあわてる必要はありません。

食べることのたいせつさ

多くの患者さんを見てきた経験では、少量でも食事をとる患者さんは、より元気になるという印象があります。口から食べることによって、胃腸の動き、消化液の分泌、神経の活動、消化管機能を調節するホルモンの働きなど、もろもろの機能が本来の働きをとり戻します。その結果、消化管の働きが自然に近づき、回復が早まるのだと思います。

また、食事は、単に栄養補給のためだけの手段ではなく、家族のきずなや心の問題にも密接に関係します。どんなにぐあいが悪くても食べられるとファイトが湧くし、それほど悪くはないのに、食べられないというだけでひどく落ち込んでしまうことがあります。食事に挑戦することは、闘病意欲にもかかわるたいせつな問題です。

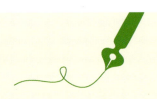

患者さんと ご家族へ

稲野利美
静岡県立静岡がんセンター 栄養室長

いなのとしみ
共立女子大学家政学部卒。聖隷三方原病院栄養科、聖隷沼津病院栄養管理課栄養主任、静岡がんセンター開設総室を経て現職。厚生労働省のがん臨床研究事業に携わり、「がん患者のQOL向上のための栄養・食事相談のあり方」について研究。がん病態栄養専門管理栄養士。

　近年、さまざまな作用でがんを治療する薬剤が開発されてきています。また、治療に関する研究も進み、複数の異なった治療法を組み合わせて行う「集学的治療」など、治療の方法も多様化しています。たとえば、術後に再発のリスクを下げるため抗がん剤治療を予防的に行うほか、術前に抗がん剤治療で腫瘍を小さくして切除する場合もあります。また、抗がん剤と放射線療法をセットで行ったり、作用の異なる抗がん剤を組み合わせて使用したりする場合もあります。こうした治療法によって治療の幅や効果が広がる一方、副作用の症状が激しく現われたり、今までとは異なる副作用やさまざまな症状が一度に出たりすることもあります。

　このような治療を受けながら、がんと向き合い、日々の生活をおくる患者さんやご家族の悩みや苦痛も、変化し、多様化してきているようです。そうした悩みに応えようと、さまざまな支援方法が検討されています。ですから、「困ったな…」というときは、一人で悩まず、まずは医療スタッフに相談してみてください。満足できる対応策はなかなか見つからないかもしれませんが、少しでも症状を軽くできるヒントが見つかるかもしれません。ご自身が受けられる治療法と副作用をよく知り、右ページの「治療を受けるあなたにできること」を参考に、治療に備えてください。

　副作用を軽くするためにおすすめしたいのは口腔のお手入れです（178ページの「口腔ケア」参照）。治療中はどうしても口の中が荒れがちです。口の中をきれいに保つことで、治療中・治療後の感染症などのリスクを低下させることがわかっています。また、口の中に限らず、副作用の症状が出たら、その症状を医療スタッフに伝え、どんな対応ができるのかいっしょに考えてもらってください。それでも、どうしても食べられないときは、栄養状態を維持するために、他の栄養補給の方法を検討しなくてはならない場合もあります。

　治療のためにも、日常生活を穏やかに送るためにも、"食べる（＝栄養補給）"ことはとても重要です。この本でお伝えしたいのは一品一品のレシピというより、各症状に対する考え方と料理における対応方法のヒントです。ご自身の症状や好みに合わせてアレンジし、自分なりの対策やレシピを作り上げていけたらと思います。

　症状の原因を見つけるため、あるいは支援してくれる人たちとの相談材料として、この本をご活用いただけると幸いです。

治療を受けるあなたにできること
―― あなたが自分自身のために行うこと ――

治療開始前

- 体のために必要な習慣を身につけ、生活にとり入れましょう。
- 自分が受ける治療を理解し、副作用とその対処法を確認しましょう。

☐ タバコは吸わない。お酒は控えめに(できれば禁酒)。
☐ 持病(糖尿病や高血圧など)の管理をしっかりする。
☐ 口のケアを身につける(歯科で虫歯や歯周炎のチェック、正しい歯みがきやうがいの仕方などを覚え、実行する)。
☐ 手洗いの方法を覚え、習慣づける。
☐ 睡眠を調整し、充分な睡眠をとる。
☐ 治療のスケジュールを確認する。
☐ 治療で生じる可能性のある副作用とその対処法を確認する。
☐ 医師や看護師に、副作用の症状などで病院に連絡が必要な場合を確認する。

治療中

- 自分の体の変化や起こった症状をふり返り、次の治療に備えましょう。
- 医師や看護師に、体の変化や副作用の症状を伝えましょう。
- 一人でがんばりすぎないように注意しましょう。

☐ 治療日記をつけて、治療による自分の体の変化や副作用について理解する。
☐ 自分でできる対処法を実行する。
☐ 治療開始後に起こった症状や変化をふり返り、次に備えてイメージする。
☐ 効果のあった対処法と、効果のなかった対処法を整理する。
☐ 医師や看護師に、自分の状況(副作用の状況、体、心、暮らしのつらさなど)を伝える。
☐ 体や心がつらいときは、一人でがんばりすぎない。無理をしない。

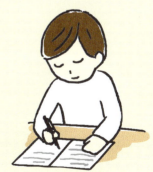

治療終了後

- 体力回復のために、エネルギー(カロリー)やたんぱく質を積極的にとりましょう。
- 適度な運動の習慣を身につけましょう。

☐ 食事からの栄養を意識し、エネルギー(カロリー)やたんぱく質を積極的にとるように心がける。
☐ 軽い運動から始め、有酸素運動などを生活の中にとり入れる。
☐ 手洗いや口腔(口の中)のケアなどの習慣を続ける。

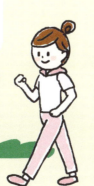

第1章
簡単でおいしい食事のくふう

抗がん剤・放射線療法の治療中は、食べたいものがおすすめメニュー。
でも、食べたいものが見つからない、無理をして食べたらやはり……という声が少なくありません。
そこで、これなら食べられた、食べやすかったと、多くの患者さんに喜ばれたメニューを紹介します。
おなじみの家庭料理ばかりですが、副作用の症状に応じてより食べやすく調理するくふう、
高齢者や調理に不慣れな人、時間のない人なども作りやすいよう
調理を簡単にする知恵もあわせて紹介します。

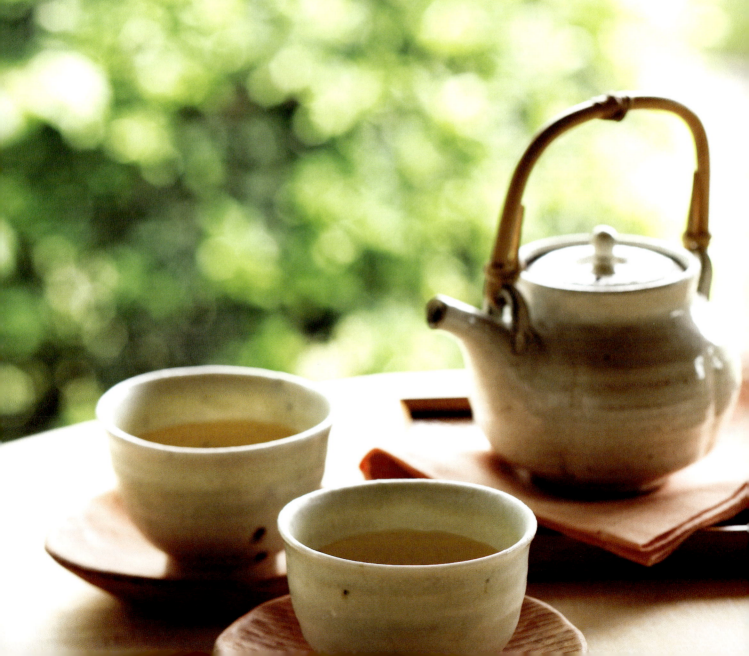

症状で選ぶおすすめメニュー 176品

本書に掲載したメニューを症状別の一覧表にまとめました。
抗がん剤・放射線療法の副作用のうち、食事に影響する12の症状をあげています。
基本的には、食べられるものは食べてけっこうです。
ただ、症状によっては、食べにくかったり、あとで体調が悪くなることもあります。
そうした心配のあるメニューは調理をくふうしたり、場合によっては避けることも必要です。
そこで、全メニューに、12の症状ごとに下の適応マークをつけました。
このマークを目安に、気になる症状に合わせてメニューを選んでください。

表の見方

紹介するレシピ（材料・調理法）について、症状に適しているかどうかを、目安として次のマークで示しています。

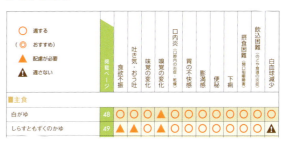

○ 適する

（◎ おすすめ）

▲ 配慮が必要

⚠ 適さない

▲の「配慮が必要」なメニューについては、47ページからのレシピページに、配慮したい食材選びや調理のポイントを解説しています。

※症状の程度や個人の嗜好等により、提案の料理が該当しない場合があります。

- ○ 適する
- (◎ おすすめ)
- △ 配慮が必要
- ⚠ 適さない

料理名	掲載ページ	食欲不振	吐き気・おう吐	味覚の変化	嗅覚の変化	口内炎（口腔内の炎症・乾燥）	胃の不快感	膨満感	便秘	下痢	摂食困難（開口咀嚼障害）	飲込困難（のどや食道の炎症）	白血球減少
■主食													
白がゆ	48	○	○	○	△	○	○	○	○	○	○	○	○
しらすともずくのかゆ	49	△	△	○	△	○	○	○	○	○	○	○	⚠
つくだ煮とごまのかゆ	49	○	○	○	○	○	○	○	○	○	○	○	△
焼き芋がゆ	49	○	○	△	△	○	△	○	○	○	○	△	△
梅干しと青じそのかゆ	49	○	○	○	△	△	○	○	○	○	○	○	⚠
かに卵雑炊	50	○	○	△	△	○	○	○	○	○	○	○	○
カレー味の洋風雑炊	50	○	○	△	△	⚠	△	○	○	△	○	○	○
鶏肉と里芋のおじや	51	○	○	△	△	○	○	○	○	○	△	○	○
卵とにんじんのおじや	51	○	○	△	△	○	○	○	○	○	○	○	⚠
一口おにぎり	52	○	○	△	○	△	○	○	○	○	△	△	⚠
焼きおにぎり	52	○	○	○	○	△	○	○	○	○	△	△	○
梅茶漬け	53	◎	○	○	△	△	○	○	○	○	○	△	⚠
冷やし茶漬け	53	○	○	○	○	△	○	○	○	○	○	○	△
焼きおにぎり茶漬け	53	○	○	○	△	△	○	○	○	○	△	△	⚠
五目ちらしずし	54	○	○	○	○	⚠	△	○	○	△	○	△	⚠
干物ときゅうりのお手軽ちらし	55	○	○	○	△	⚠	△	○	○	△	○	△	△
さけ缶の簡単押しずし	55	○	○	○	△	⚠	△	○	○	△	○	△	△
漬物ずし6種	56	○	○	○	○	⚠	△	○	○	△	○	⚠	⚠

凡例
○ 適する
(◎ おすすめ)
▲ 配慮が必要
⚠ 適さない

メニュー	掲載ページ	食欲不振	吐き気・おう吐	味覚の変化	嗅覚の変化	口内炎（口腔内の炎症・乾燥）	胃の不快感	膨満感	便秘	下痢	摂食困難（開口咀嚼障害）	飲込困難（のどや食道の炎症）	白血球減少
三色いなりずし	57	○	○	◎	○	⚠	▲	○	○	▲	▲	⚠	⚠
手まりずし	57	○	○	○	○	⚠	▲	○	○	▲	▲	⚠	⚠
五目炊き込みごはん	58	○	○	▲	▲	○	▲	○	▲	○	▲	▲	○
ひじきの混ぜごはん	58	○	○	▲	▲	○	▲	○	▲	○	▲	▲	○
和風ビビンバ	59	○	○	○	▲	○	▲	○	○	▲	▲	▲	⚠
お手軽中華丼	59	○	▲	○	▲	○	▲	○	○	○	○	○	○
三色そぼろ丼	59	○	○	○	▲	○	▲	○	○	○	○	▲	▲
ビーフカレー	60	○	○	◎	○	⚠	⚠	▲	○	▲	○	⚠	○
即席キーマカレー	60	○	○	○	○	⚠	⚠	▲	○	⚠	○	⚠	○
鶏雑煮	61	○	○	▲	▲	○	○	○	○	○	○	▲	○
なめこおろし雑煮	61	○	○	▲	▲	○	○	○	○	○	○	▲	○
お茶漬け風雑煮	61	○	○	▲	▲	○	○	○	○	○	○	▲	○
もりそば	62	○	○	○	○	▲	▲	○	○	▲	▲	▲	○
五味そば	62	○	○	○	○	▲	○	○	○	○	○	▲	⚠
かけうどん	63	○	○	○	○	▲	▲	○	○	○	▲	▲	○
かきたまうどん	63	○	○	○	○	▲	○	○	○	○	▲	▲	○
冷や汁うどん	63	○	○	○	○	▲	○	○	○	○	▲	▲	○
冷やしそうめん・たれ3種	64	◎	◎	○	○	▲	○	○	○	○	○	▲	○
バンバンジーめん	64	○	○	○	○	▲	○	○	○	○	▲	▲	○

（めん類もよくかむこと。食べたあと、おなかで膨れる感じがすることがあるので、量にも注意しましょう）

症状で選ぶおすすめメニュー176品

凡例:
- ○ 適する
- (◎ おすすめ)
- ▲ 配慮が必要
- ⚠ 適さない

料理名	掲載ページ	食欲不振	吐き気・おう吐	味覚の変化	嗅覚の変化	口内炎(口腔内の炎症・乾燥)	胃の不快感	膨満感	便秘	下痢	摂食困難(開口咀嚼障害)	飲込困難(のどや食道の炎症)	白血球減少
にゅうめん	65	○	○	○	▲	▲	○	○	○	○	▲	▲	○
なすの煮ぞうめん	65	○	○	○	○	○	○	○	○	○	▲	▲	○
ソース焼きそば	66	○	○	○	○	⚠	⚠	▲	○	○	▲	▲	○
ラーメン	66	○	○	◎	○	⚠	⚠	▲	○	○	▲	▲	○
五目冷やし中華そば	67	○	○	○	○	⚠	⚠	▲	○	○	▲	▲	▲
ジャージャーめん	67	○	○	○	○	▲	▲	▲	○	○	▲	▲	○
あさりのスパゲッティ	68	○	○	○	▲	○	○	○	○	○	○	▲	○
スパゲッティ・ナポリタン	69	○	○	▲	▲	▲	○	○	○	○	▲	▲	○
たらこスパゲッティ	69	○	○	▲	▲	▲	○	○	○	○	▲	▲	⚠
ミックスサンドイッチ	70	○	○	○	▲	○	▲	○	○	○	▲	▲	▲
ロールサンドイッチ	71	○	○	▲	○	▲	○	○	○	○	▲	▲	▲
菓子パン	71	○	○	○	◎	▲	▲	○	○	○	▲	▲	○
フレンチトースト	72	○	○	▲	▲	○	○	○	○	○	○	○	○
パンプディング	72	○	○	▲	▲	○	○	○	○	○	○	○	○
パンがゆ	73	○	○	▲	▲	○	○	○	○	○	○	○	○
ピザ風パンがゆ	73	○	○	▲	▲	○	○	○	○	○	○	○	○
抹茶風味のパンがゆ	73	○	○	▲	▲	○	○	○	○	○	○	○	○
バナナフレーク	74	○	○	▲	▲	○	○	○	○	○	▲	▲	○
小麦ふすまフレークのフルーツヨーグルトかけ	74	○	○	○	○	▲	○	◎	○	○	▲	▲	▲

(めん類もよくかむこと。食べたあと、おなかで膨れる感じがすることがあるので、量にも注意しましょう)

凡例		
○	適する	
(◎)	おすすめ	
▲	配慮が必要	
⚠	適さない	

メニュー	掲載ページ	食欲不振	吐き気・おう吐	味覚の変化	嗅覚の変化	口内炎（口腔内の炎症・乾燥）	胃の不快感	膨満感	便秘	下痢	摂食困難（開口咀嚼障害）	飲込困難（のどや食道の炎症）	白血球減少
玄米フレークの月見そば風	74	○	○	○	○	▲	○	○	○	○	▲	▲	⚠
ギョーザ皮のピザ風	75	○	▲	○	▲	▲	○	○	○	○	▲	▲	○
ピザ皮のトマトトースト	75	○	○	▲	▲	▲	○	○	○	○	▲	▲	○
ピザ皮のマシュマロ焼き	75	○	▲	▲	▲	▲	○	○	○	○	▲	▲	○
お好み焼き	76	○	○	○	○	▲	○	○	○	○	▲	▲	○
チヂミ	76	○	○	▲	▲	▲	▲	○	○	○	○	▲	○
フルーツヨーグルトパンケーキ	77	○	○	○	○	▲	○	○	○	○	○	▲	⚠
ハムとブロッコリーのパンケーキ	77	○	○	▲	▲	▲	○	○	○	○	○	▲	○
きんぴらのパンケーキ	77	○	○	○	▲	▲	▲	○	○	▲	▲	▲	○

■主菜

メニュー	掲載ページ	食欲不振	吐き気・おう吐	味覚の変化	嗅覚の変化	口内炎	胃の不快感	膨満感	便秘	下痢	摂食困難	飲込困難	白血球減少
茶わん蒸し	78	○	○	○	▲	○	○	○	○	○	○	○	○
小田巻き蒸し	79	○	○	○	▲	○	○	○	○	○	○	○	○
卵豆腐の冷やしあんかけ	79	○	○	○	○	○	○	○	○	○	○	○	○
温泉卵	80	○	○	○	○	○	○	○	○	○	○	○	⚠
温泉卵の野菜あんかけ	80	○	○	○	○	○	○	○	○	○	○	○	⚠
温泉卵の温野菜添え	80	○	○	○	○	▲	○	○	○	○	▲	○	⚠
豆腐めんの温泉卵のせ	80	○	○	○	○	○	○	○	○	○	○	○	⚠
にらの電子レンジいり卵	81	○	○	▲	▲	▲	○	○	○	○	○	▲	○
トマトとチーズのスクランブルエッグ	81	○	○	▲	▲	○	○	○	○	○	○	○	▲

症状で選ぶおすすめメニュー176品

凡例		
○	適する	
(◎	おすすめ)	
▲	配慮が必要	
⚠	適さない	

料理名	掲載ページ	食欲不振	吐き気・おう吐	味覚の変化	嗅覚の変化	口内炎（口腔内の炎症・乾燥）	胃の不快感	膨満感	便秘	下痢	摂食困難（開口咀嚼障害）	飲込困難（のどや食道の炎症）	白血球減少
刺し身	82	○	○	○	○	▲	▲	○	○	▲	▲	○	⚠
あじのなめろう	82	○	○	○	○	▲	▲	○	○	▲	○	○	⚠
うなぎのかば焼き	83	○	○	▲	▲	▲	○	○	○	○	▲	▲	○
うな茶漬け	83	○	○	○	○	▲	○	○	○	○	▲	▲	○
うざく	83	○	○	○	○	▲	○	○	○	○	▲	▲	○
う巻き卵	83	○	○	○	○	○	○	○	○	○	○	○	○
さばのみそ煮	84	○	○	▲	▲	▲	○	○	○	○	○	○	○
ぶりのなべ照り	84	○	○	▲	▲	○	○	○	○	○	○	▲	○
いわしのトマト煮缶のチーズ焼き	85	○	▲	▲	▲	▲	○	○	○	○	○	▲	○
さばの水煮缶のマヨサンド	85	○	○	▲	▲	▲	○	○	○	○	○	○	○
まぐろ味つけ缶のおろしあえ	85	○	○	○	○	▲	○	○	○	○	○	○	▲
白身魚の野菜あんかけ	86	○	○	▲	▲	▲	○	○	○	○	○	○	○
白身魚と野菜のホイル蒸し	87	○	○	▲	▲	▲	○	○	○	○	▲	○	○
はんぺんとしいたけのうま煮	87	○	○	▲	▲	○	○	○	○	○	○	○	○
冷やししゃぶしゃぶ	88	○	○	○	○	▲	○	○	○	○	▲	▲	▲
鶏ささ身のくずたたき	89	○	○	○	○	▲	○	○	○	○	▲	○	▲
牛しゃぶのレタス包み	89	○	○	○	○	▲	○	○	○	○	▲	▲	▲
鶏肉のゆずみそ焼き	90	○	○	▲	▲	▲	○	○	○	○	▲	▲	○
すき焼き	90	○	○	▲	▲	○	○	○	○	○	▲	▲	○

	○ 適する
	(◎ おすすめ)
	▲ 配慮が必要
	⚠ 適さない

	掲載ページ	食欲不振	吐き気・おう吐	味覚の変化	嗅覚の変化	口内炎（口腔内の炎症・乾燥）	胃の不快感	膨満感	便秘	下痢	摂食困難（開口咀嚼障害）	飲込困難（のどや食道の炎症）	白血球減少
焼き鳥のそぼろサラダ	91	○	○	○	○	▲	○	○	○	○	○	▲	○
焼き鳥とたたき長芋のあえ物	91	○	○	○	○	▲	○	○	○	○	○	▲	○
レバー焼きのサンドイッチ	91	▲	▲	▲	▲	▲	○	○	○	○	▲	▲	○
肉じゃが	92	○	○	▲	▲	▲	○	○	○	○	▲	▲	○
肉じゃがドッグ	92	○	○	▲	▲	○	○	○	○	○	▲	▲	○
鶏肉とかぶのポトフ	93	○	○	▲	▲	○	○	○	○	○	○	◎	○
鶏肉とかぶのクリーム煮	93	○	○	▲	▲	○	○	○	○	○	○	○	○
鶏肉の蒸しハンバーグ	94	○	○	▲	▲	▲	○	○	○	○	▲	▲	○
豆腐ハンバーグ	95	○	○	▲	▲	○	○	○	○	○	○	○	○
かぶの鶏そぼろあんかけ	95	○	○	▲	▲	▲	○	○	○	○	○	○	○
冷ややっこ薬味3種	96	○	○	○	◎	▲	○	○	○	○	○	▲	▲
豆腐とさけと青菜のちり蒸し	96	○	○	▲	▲	○	○	○	○	○	○	▲	▲
いり豆腐	97	○	○	○	○	○	○	○	○	○	○	○	○
麻婆豆腐	97	○	○	○	○	▲	▲	○	○	○	○	▲	○
高野豆腐の含め煮	98	○	○	▲	▲	○	○	○	○	○	○	○	○
干し湯葉ときのこの煮物	99	○	○	○	○	○	○	○	○	○	○	○	○
板麸と白菜の煮浸し	99	○	○	▲	▲	○	○	○	○	○	○	▲	○

■副菜

ほうれん草のお浸し	100	○	○	▲	○	▲	○	○	○	○	○	○	○

症状で選ぶおすすめメニュー176品

凡例
- ○ 適する
- (◎ おすすめ)
- ▲ 配慮が必要
- ⚠ 適さない

料理名	掲載ページ	食欲不振	吐き気・おう吐	味覚の変化	嗅覚の変化	口内炎(口腔内の炎症・乾燥)	胃の不快感	膨満感	便秘	下痢	摂食困難(開口咀嚼障害)	飲込困難(のどや食道の炎症)	白血球減少
さやいんげんのごまあえ	100	○	○	▲	○	⚠	○	○	○	○	▲	▲	○
にんじんの簡単白あえ	101	○	○	▲	○	○	○	○	○	○	○	○	⚠
しらす干しのおろしあえ	101	○	○	○	○	○	○	○	○	○	○	○	▲
わかめときゅうりの酢の物	102	◎	○	▲	○	⚠	▲	○	○	○	▲	▲	▲
わけぎとえびの酢みそかけ	103	○	○	▲	○	⚠	○	○	○	○	▲	▲	○
もやしとにんじんのごま酢あえ	103	○	○	○	○	⚠	○	○	○	○	○	▲	○
焼きなすの甘みそかけ	104	○	○	▲	▲	○	○	○	○	○	○	○	○
焼きなすのお浸し	104	○	○	○	○	▲	○	○	○	○	○	○	○
焼きなすとトマトのサラダ	104	○	○	○	○	○	○	○	○	○	○	○	○
モロヘイヤとろろ	105	○	○	○	○	○	○	○	○	○	○	○	⚠
オクラ納豆	105	○	○	○	▲	▲	▲	▲	○	▲	▲	○	⚠
長芋の梅たたき	105	○	○	○	○	⚠	▲	○	▲	○	○	▲	⚠
キャベツのせん切りサラダ	106	○	○	○	○	▲	▲	○	○	▲	⚠	▲	○
マッシュポテトのタラモサラダ	106	○	○	▲	▲	○	○	○	○	○	○	○	⚠
トマトと玉ねぎのスライスサラダ	107	○	○	○	○	⚠	○	○	○	○	○	▲	▲
きゅうりのヨーグルトサラダ	107	○	○	○	○	○	▲	○	○	○	○	▲	▲
グリーンアスパラのみそマヨサラダ	107	○	○	○	○	▲	○	○	○	○	▲	▲	○
キャベツのスープ煮	108	○	○	○	▲	○	○	○	○	○	○	○	○
花野菜とほたて缶のくず煮	108	○	▲	▲	▲	○	○	○	○	○	▲	○	○

		食欲不振	吐き気・おう吐	味覚の変化	嗅覚の変化	口内炎（口腔内の炎症・乾燥）	胃の不快感	膨満感	便秘	下痢	摂食困難（開口咀嚼障害）	飲込困難（のどや食道の炎症）	白血球減少
	掲載ページ												
小松菜と油揚げの煮浸し	109	○	○	▲	○	▲	○	○	○	○	▲	○	○
白菜とさくらえびの煮浸し	109	○	▲	○	▲	○	○	○	○	○	○	○	○
ピーマンと塩こんぶの煮浸し	109	○	○	○	▲	○	○	○	○	○	○	○	○
大根とつみれのうま煮	110	○	○	○	▲	▲	○	○	○	○	▲	○	○
里芋の煮ころがし	110	○	○	○	○	▲	○	▲	○	○	▲	○	○
かぼちゃの甘煮	111	○	○	○	○	▲	○	▲	○	○	○	▲	○
さつま芋のレモン煮	111	○	○	○	○	▲	○	⚠	○	○	○	▲	○

■汁物

	掲載ページ	食欲不振	吐き気・おう吐	味覚の変化	嗅覚の変化	口内炎	胃の不快感	膨満感	便秘	下痢	摂食困難	飲込困難	白血球減少
あさりのみそ汁	112	○	○	○	▲	▲	○	○	○	○	▲	○	○
赤だしなめこ汁	112	○	○	○	▲	▲	○	○	○	○	○	○	○
かきたま汁	113	○	○	○	▲	▲	○	○	○	○	○	○	○
とろろこんぶ汁	113	○	○	▲	▲	▲	○	○	○	○	○	○	○
はんぺんと三つ葉のすまし汁	113	○	○	○	▲	▲	○	○	○	○	▲	○	○
精進汁	113	○	○	○	▲	▲	○	○	○	○	○	○	○
中国風コーンスープ	114	○	○	○	▲	▲	○	○	○	○	○	○	○
モロヘイヤと豆腐のスープ	114	○	○	○	▲	▲	○	○	○	○	○	○	○
肉団子のスープ	115	○	○	▲	▲	▲	○	○	○	○	▲	○	○
はるさめスープ	115	○	○	▲	▲	▲	○	○	○	○	○	○	○
ワンタンスープ	115	○	○	▲	▲	▲	○	○	○	○	○	○	○

○ 適する
(◎ おすすめ)
▲ 配慮が必要
⚠ 適さない

症状で選ぶおすすめメニュー176品

		凡例
○		適する
(◎		おすすめ)
▲		配慮が必要
⚠		適さない

料理名	掲載ページ	食欲不振	吐き気・おう吐	味覚の変化	嗅覚の変化	口内炎（口腔内の炎症・乾燥）	胃の不快感	膨満感	便秘	下痢	摂食困難（開口咀嚼障害）	飲込困難（のどや食道の炎症）	白血球減少
コンソメスープ	116	○	○	○	▲	▲	○	○	○	○	○	○	○
トマトコンソメ	116	○	○	▲	▲	▲	○	○	○	○	○	○	○
角切り野菜のコンソメ	116	○	○	▲	▲	▲	○	○	○	○	○	○	○
にんじんの和風ポタージュ	117	○	○	▲	▲	▲	○	○	○	○	○	○	○
かぼちゃのポタージュ	117	○	○	▲	▲	▲	○	○	○	○	○	○	○

■デザートと飲み物

料理名	掲載ページ	食欲不振	吐き気・おう吐	味覚の変化	嗅覚の変化	口内炎	胃の不快感	膨満感	便秘	下痢	摂食困難	飲込困難	白血球減少
フレッシュフルーツ	118	◎	○	▲	▲	▲	○	○	○	○	▲	▲	▲
フルーツポンチ	118	○	○	○	○	▲	○	⚠	○	○	▲	▲	▲
フルーツヨーグルト	118	○	○	▲	▲	▲	○	○	○	○	▲	▲	▲
ぶどうのゼリー	119	○	○	▲	○	○	○	○	○	○	○	○	○
りんごとプラムの甘煮	119	○	○	○	○	○	○	▲	○	○	○	▲	⚠
レモンシャーベット	120	○	◎	○	◎	▲	▲	○	○	○	▲	○	▲
トマトシャーベット	120	○	○	○	▲	▲	○	○	○	▲	▲	○	▲
アイスクリーム	121	○	○	○	○	▲	○	○	○	▲	○	◎	○
アイスいちご大福風	121	○	○	○	○	▲	○	▲	○	○	○	○	○
アイスのクラッカーサンド	121	○	○	○	○	▲	○	○	○	○	○	▲	○
ブルーベリーシェイク	121	○	○	○	○	○	○	○	○	○	▲	○	○
カスタードプリン	122	○	○	▲	○	○	○	○	○	○	○	◎	○
かぼちゃのカスタード	122	○	○	○	○	○	○	○	○	○	○	○	○

	凡例	掲載ページ	食欲不振	吐き気・おう吐	味覚の変化	嗅覚の変化	口内炎（口腔内の炎症・乾燥）	胃の不快感	膨満感	便秘	下痢	摂食困難（開口咀嚼障害）	飲込困難（のどや食道の炎症）	白血球減少
○ 適する ◎ おすすめ ▲ 配慮が必要 ⚠ 適さない														
スイートポテトのナッツ焼き		123	○	○	▲	○	▲※	○	⚠	○	○	▲	▲	○
牛乳かんの果物添え		123	○	○	○	○	▲	○	○	○	○	▲	▲	○
オレンジくず湯		124	○	○	▲	○	▲	○	○	○	○	○	○	○
しょうが湯		124	○	○	○	○	▲	○	○	○	○	○	○	○
ハニーレモン		124	○	○	▲	○	⚠	▲	○	○	▲	○	○	○
さつま芋とレモンのジュース		125	○	○	○	○	○	○	○	○	○	○	○	○
にんじんとりんごのジュース		125	○	○	▲	○	○	○	○	○	○	▲	◎	○
きな粉ミルク		125	○	○	▲	○	○	○	○	◎	⚠	▲	◎	▲
いちごヨーグルトシェイク		125	○	○	▲	○	▲※	○	○	○	⚠	▲	○	▲
バナナミルクセーキ		125	○	○	▲	○	○	○	○	⚠	▲	○	⚠

症状で選ぶおすすめメニュー176品

（※ナッツやいちごがなければ口内炎にも適します）

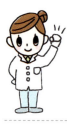

覚え書き

目で見て選ぶおすすめメニュー
102品

176品のメニューの中から、特に患者さんの要望が多かったメニュー、食べやすいと好評だったメニューを厳選して、写真とともに掲載しました。「食べたくない」と思っていても、写真で見ると、「おいしそう」とか、「これなら食べられそうだ」と思うものが見つかるかもしれません。いまは食べられなくても、「食べられるようになったらこれを食べたい」と、元気をとり戻す力の糧となることもあります。

材料や調理法によって配慮が必要だったり、できれば避けたいメニューもあります。この2つのレベルに該当する症状を、■ と ■ の注意マークで示しました。

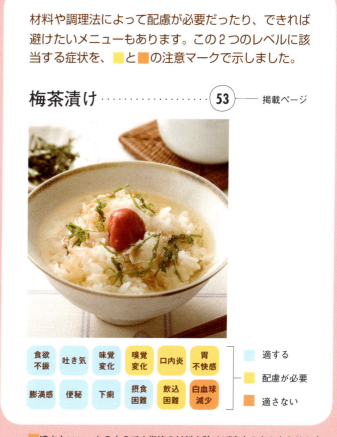

梅茶漬け …………………… 53 — 掲載ページ

| 食欲不振 | 吐き気 | 味覚変化 | 嗅覚変化 | 口内炎 | 胃不快感 |
| 膨満感 | 便秘 | 下痢 | 摂食困難 | 飲込困難 | 白血球減少 |

■ 適する
■ 配慮が必要
■ 適さない

■ 適さないマークのものでも指摘の材料を除けば適するものもあります。

主食

米・めん・パン・など

 …適する　 …配慮が必要　…適さない

白がゆ……48

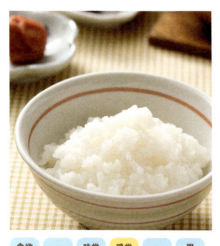

| 食欲不振 | 吐き気 | 味覚変化 | 嗅覚変化 | 口内炎 | 胃不快感 |
| 膨満感 | 便秘 | 下痢 | 摂食困難 | 飲込困難 | 白血球減少 |

のど越しのよさとさっぱり味がうれしい、エネルギー補給の基本メニュー。

かに卵雑炊……50

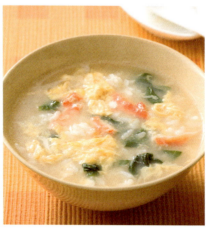

| 食欲不振 | 吐き気 | 味覚変化 | 嗅覚変化 | 口内炎 | 胃不快感 |
| 膨満感 | 便秘 | 下痢 | 摂食困難 | 飲込困難 | 白血球減少 |

さらさらとのどを通る心地よさに、かにや卵のやさしい味が似合います。

鶏肉と里芋のおじや……51

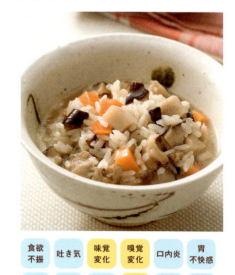

| 食欲不振 | 吐き気 | 味覚変化 | 嗅覚変化 | 口内炎 | 胃不快感 |
| 膨満感 | 便秘 | 下痢 | 摂食困難 | 飲込困難 | 白血球減少 |

いろいろな栄養が一品でとれて、しょうゆ味が郷愁をそそります。

一口おにぎり……52

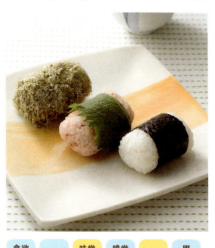

| 食欲不振 | 吐き気 | 味覚変化 | 嗅覚変化 | 口内炎 | 胃不快感 |
| 膨満感 | 便秘 | 下痢 | 摂食困難 | 飲込困難 | 白血球減少 |

食べたいときに手軽に食べられるよう用意するには最適メニュー。小さめがコツ。

焼きおにぎり……52

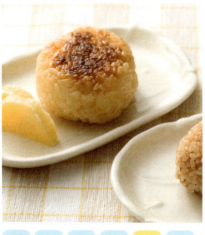

| 食欲不振 | 吐き気 | 味覚変化 | 嗅覚変化 | 口内炎 | 胃不快感 |
| 膨満感 | 便秘 | 下痢 | 摂食困難 | 飲込困難 | 白血球減少 |

こんがりとした焼き目と香ばしい香りが食欲をそそります。

梅茶漬け……53

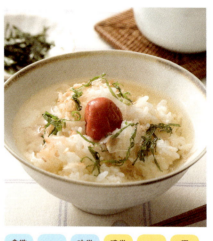

| 食欲不振 | 吐き気 | 味覚変化 | 嗅覚変化 | 口内炎 | 胃不快感 |
| 膨満感 | 便秘 | 下痢 | 摂食困難 | 飲込困難 | 白血球減少 |

食欲増進・疲労回復効果のある梅干しに青じそのさわやかな香りも添えて。

（白血球減少時は具の種類によって、適する、適さないが変わります）

冷やし茶漬け ……… 53

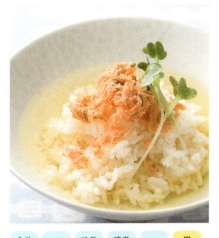

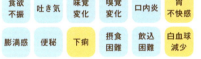

温かいごはんのにおいが気になるときにお試しください。

焼きおにぎり茶漬け …… 53

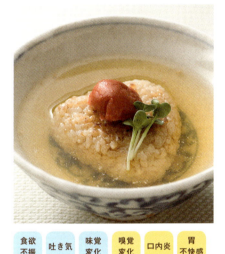

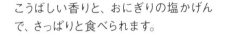

こうばしい香りと、おにぎりの塩かげんで、さっぱりと食べられます。

五目ちらしずし ……… 54

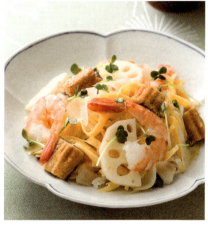

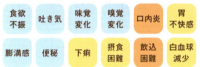

華やかな彩りが気分を晴れやかにしてくれます。市販品を利用して手軽に。

漬物ずし6種 ……… 56

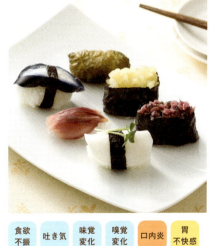

漬物の塩けと独特の香りが食欲をそそり、さっぱり食べられます。

三色いなりずし ……… 57

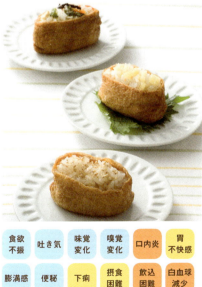

手軽ではっきりした味が人気。すし飯にはしょうが、ごまなどお好みの具を。

手まりずし ……… 57

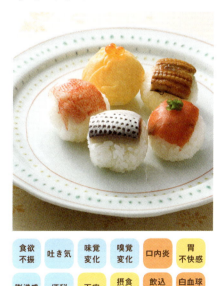

1個は握りずしの半分くらいです。いろいろな種類から選ぶ楽しさを演出して。

主食

米・めん・パン・など

🟦 …適する　🟨 …配慮が必要　🟧 …適さない

五目炊き込みごはん……58

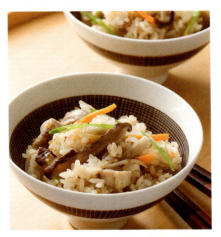

食欲不振	吐き気	味覚変化	嗅覚変化	口内炎	胃不快感
膨満感	便秘	下痢	摂食困難	飲込困難	白血球減少

主食だけでいろいろな具を食べることができます。

ビーフカレー……60

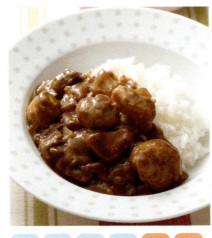

食欲不振	吐き気	味覚変化	嗅覚変化	口内炎	胃不快感
膨満感	便秘	下痢	摂食困難	飲込困難	白血球減少

さまざまなスパイスがかもし出す独特の香りとはっきりとした味が人気です。

鶏雑煮……61

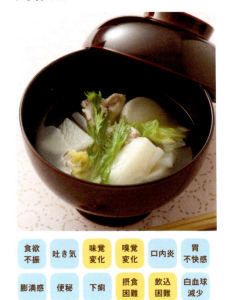

食欲不振	吐き気	味覚変化	嗅覚変化	口内炎	胃不快感
膨満感	便秘	下痢	摂食困難	飲込困難	白血球減少

消化のよいもちに、淡白な鶏肉と青菜を添えてすまし仕立てにした関東風。

もりそば……62

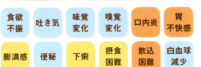

食欲不振	吐き気	味覚変化	嗅覚変化	口内炎	胃不快感
膨満感	便秘	下痢	摂食困難	飲込困難	白血球減少

そばの香りと濃いめのたれが食欲をそそり、そうめんと並ぶ人気メニュー。

かけうどん……63

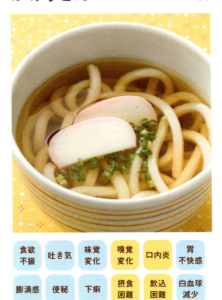

食欲不振	吐き気	味覚変化	嗅覚変化	口内炎	胃不快感
膨満感	便秘	下痢	摂食困難	飲込困難	白血球減少

うどん文化圏の西日本生まれの人にとって、そばに匹敵する人気メニュー。

かきたまうどん……63

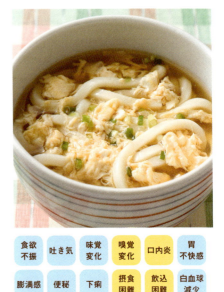

食欲不振	吐き気	味覚変化	嗅覚変化	口内炎	胃不快感
膨満感	便秘	下痢	摂食困難	飲込困難	白血球減少

消化のよいうどんを煮込んで、たんぱく源の卵でとじると、栄養価アップ！

（口内炎があるとき、めん類は、基本的に汁の味つけ・温度・具などの刺激に注意してください）
（めん類もよくかむこと。食べたあと、おなかで膨れる感じがすることがあるので、量にも注意しましょう）

冷やしそうめん たれ3種 …… 64

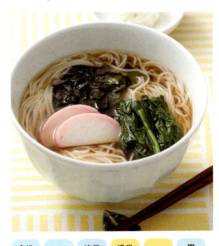

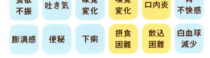

のど越しのよさとさっぱり味でめんの中でいちばんの人気です。

にゅうめん …… 65

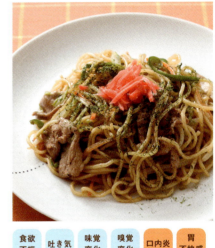

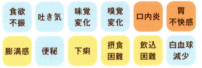

しょうゆ味で煮たそうめんは、うどんやそばともまた違うおいしさ。

ソース焼きそば …… 66

はっきりとした味で、ソースの独特の香りが食欲をそそります。

ラーメン …… 66

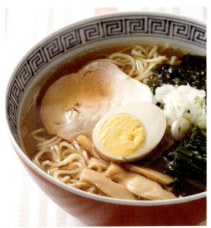

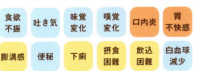

濃いめのしょうゆ味に脂のこくがきいたシンプルな味が喜ばれます。

五目冷やし中華そば …… 67

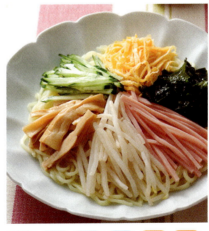

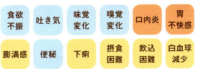

冷たさと甘酸っぱさがかもし出すさっぱりとした食感と彩りのよさで人気。

あさりのスパゲッティ …… 68

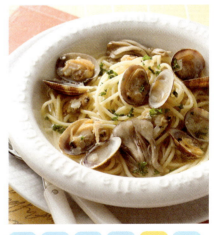

あさりのうまみで食べるスパゲッティは若者にも年配者にも喜ばれます。

主食

米・めん・パンなど

…適する　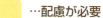…配慮が必要　…適さない

スパゲッティ・ナポリタン …69

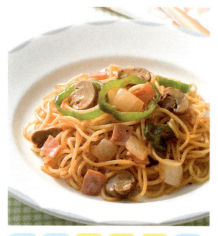

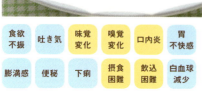

昔なつかしいケチャップ味が中高年に人気です。

ミックスサンドイッチ …70

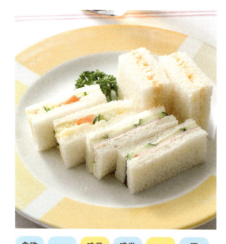

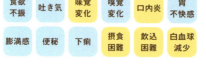

薄めのパンに食べやすく具を薄くはさんだタイプが喜ばれます。

ロールサンドイッチ …71

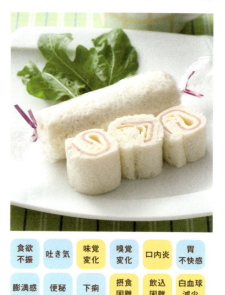

食べたいときにつまめるよう、ラップで細く巻いて冷蔵庫に。

菓子パン …71

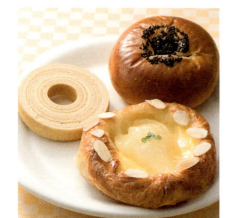

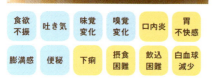

菓子パンや焼き菓子は、手軽なエネルギー源に重宝なので、常備しても。

フレンチトースト …72

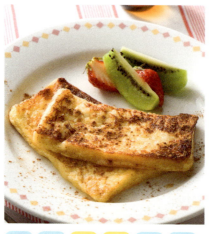

パサパサしがちなパンがしっとりと口あたりよく、栄養価も上がります。

パンプディング …72

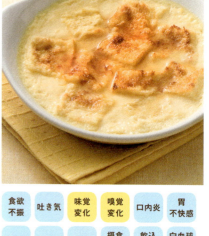

パンを卵と牛乳の液に浸して焼くので、プリンのようなやわらかな口あたり。

卵・魚・肉など
主菜

バナナフレーク……74

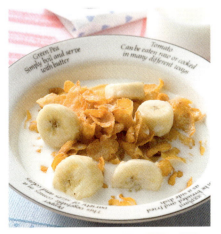

食欲不振	吐き気	味覚変化	嗅覚変化	口内炎	胃不快感
膨満感	便秘	下痢	摂食困難	飲込困難	白血球減少

食欲のないときに特におすすめです。手軽にエネルギーの補給ができます。

茶わん蒸し……78

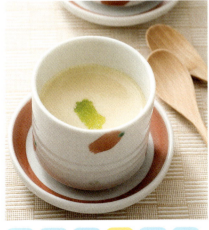

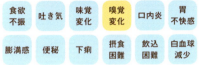

暑いときやにおいが気になるときは冷やしてどうぞ。市販品を常備すると便利。

小田巻き蒸し……79

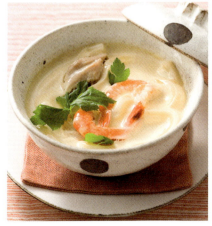

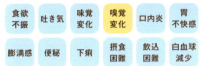

うどん入りの茶わん蒸し。食べごたえのある一品です。

お好み焼き……76

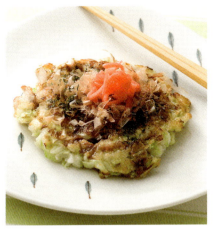

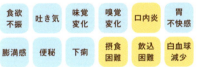

ソースのはっきりとした味が食欲をそそります。お好みでマヨネーズを添えて。

卵豆腐の冷やしあんかけ……79

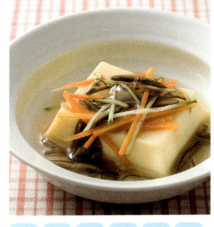

食欲不振	吐き気	味覚変化	嗅覚変化	口内炎	胃不快感
膨満感	便秘	下痢	摂食困難	飲込困難	白血球減少

市販品の卵豆腐を利用して、野菜あんを作ってわが家の味に。

温泉卵……80

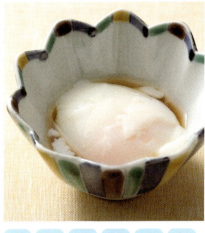

食欲不振	吐き気	味覚変化	嗅覚変化	口内炎	胃不快感
膨満感	便秘	下痢	摂食困難	飲込困難	白血球減少

市販品を利用するのも便利です。白血球減少時には適しません。

卵・魚・肉など
主菜

■…適する　■…配慮が必要　■…適さない

にらの電子レンジいり卵 …… 81

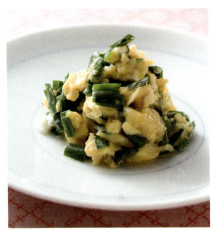

| 食欲不振 | 吐き気 | 味覚変化 | 嗅覚変化 | 口内炎 | 胃不快感 |
| 膨満感 | 便秘 | 下痢 | 摂食困難 | 飲込困難 | 白血球減少 |

好きな野菜を加えて電子レンジに。なべいらずで、後かたづけも楽です。

刺し身 …… 82

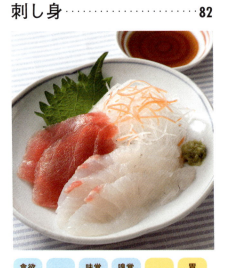

| 食欲不振 | 吐き気 | 味覚変化 | 嗅覚変化 | 口内炎 | 胃不快感 |
| 膨満感 | 便秘 | 下痢 | 摂食困難 | 飲込困難 | 白血球減少 |

においが気になるとき、調理をしたくないときに。白血球減少時は避けます。

うなぎのかば焼き …… 83

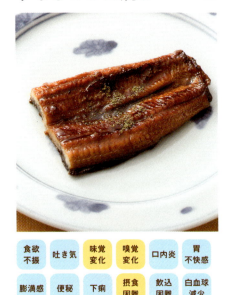

| 食欲不振 | 吐き気 | 味覚変化 | 嗅覚変化 | 口内炎 | 胃不快感 |
| 膨満感 | 便秘 | 下痢 | 摂食困難 | 飲込困難 | 白血球減少 |

栄養豊富な一品です。おすしやお茶漬けの具にしてもおいしくいただけます。

さばのみそ煮 …… 84

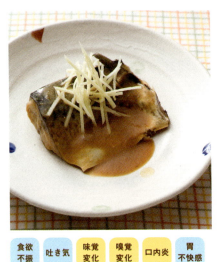

| 食欲不振 | 吐き気 | 味覚変化 | 嗅覚変化 | 口内炎 | 胃不快感 |
| 膨満感 | 便秘 | 下痢 | 摂食困難 | 飲込困難 | 白血球減少 |

魚の生臭さをみそが消し、しっかりとしみ込んだ味が食欲をそそります。

ぶりのなべ照り …… 84

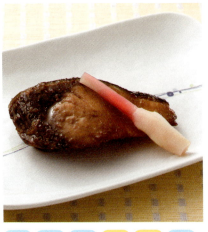

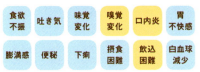

| 食欲不振 | 吐き気 | 味覚変化 | 嗅覚変化 | 口内炎 | 胃不快感 |
| 膨満感 | 便秘 | 下痢 | 摂食困難 | 飲込困難 | 白血球減少 |

焼いた香ばしさとしょうゆ味で、意外にさっぱりと食べられます。

白身魚の野菜あんかけ …… 86

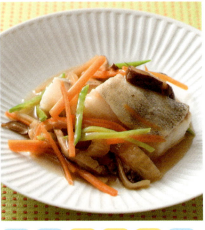

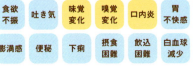

| 食欲不振 | 吐き気 | 味覚変化 | 嗅覚変化 | 口内炎 | 胃不快感 |
| 膨満感 | 便秘 | 下痢 | 摂食困難 | 飲込困難 | 白血球減少 |

パサつきがちで淡白な白身魚が、野菜の香りととろりとしたあんで食べやすく。

（煮物などのにおいが気になるときは、いったんさますとよいでしょう）

白身魚と野菜の
ホイル蒸し……87

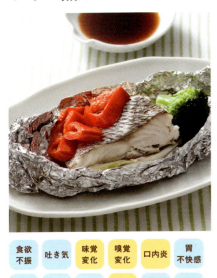

| 食欲不振 | 吐き気 | 味覚変化 | 嗅覚変化 | 口内炎 | 胃不快感 |
| 膨満感 | 便秘 | 下痢 | 摂食困難 | 飲込困難 | 白血球減少 |

新鮮な白身魚と野菜の風味だけで食べるシンプルな一品。鶏肉でもできます。

はんぺんと
しいたけのうま煮……87

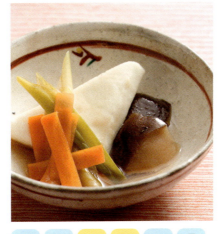

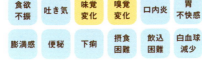

はんぺんのふんわりとした食感とくせのない淡白な味が食べやすく好評です。

冷やししゃぶしゃぶ……88

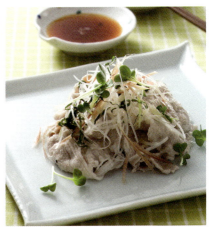

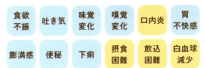

肉のにおいや脂が抜けて、さっぱりします。野菜などといっしょにサラダ感覚で。

鶏肉のゆずみそ焼き……90

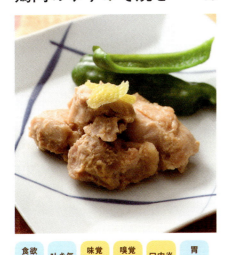

みその風味とゆずの香りが鶏肉のにおいを消し、さめても食べやすい一品。

すき焼き……90

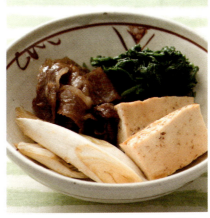

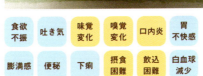

はっきりとした味で食欲アップ。においが気になるときは春菊や脂身を除いて。

肉じゃが……92

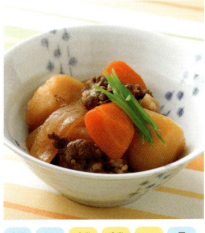

おふくろの味はそれだけで心がなごむもの。じゃが芋を主役に作ります。

目で見て選ぶおすすめメニュー102品

卵・魚・肉など
主菜

 …適する　　 …配慮が必要　　 …適さない

鶏肉とかぶのポトフ……93

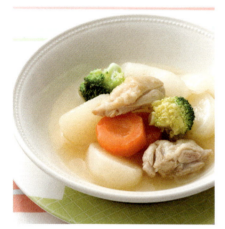

食欲不振	吐き気	味覚変化	嗅覚変化	口内炎	胃不快感
膨満感	便秘	下痢	摂食困難	飲込困難	白血球減少

煮込んだ肉と野菜の持ち味を楽しむ一品。時間はかかっても手数は楽。

豆腐ハンバーグ……95

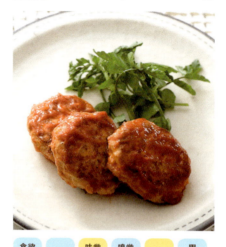

食欲不振	吐き気	味覚変化	嗅覚変化	口内炎	胃不快感
膨満感	便秘	下痢	摂食困難	飲込困難	白血球減少

いつものハンバーグは市販品で。手作りにするならひと味変えて栄養価アップ。

冷やっこ薬味3種……96

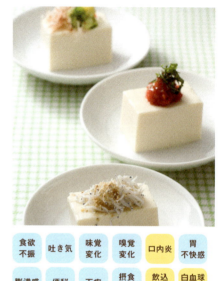

食欲不振	吐き気	味覚変化	嗅覚変化	口内炎	胃不快感
膨満感	便秘	下痢	摂食困難	飲込困難	白血球減少

口あたりよく、食べやすく、たんぱく質豊富な一品です。薬味やたれはお好みで。

いり豆腐……97

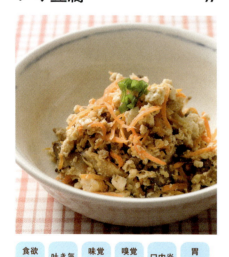

食欲不振	吐き気	味覚変化	嗅覚変化	口内炎	胃不快感
膨満感	便秘	下痢	摂食困難	飲込困難	白血球減少

こまごま入った野菜の風味が豆腐のうまみを引き立ててごはんのおかずに最適。

高野豆腐の含め煮……98

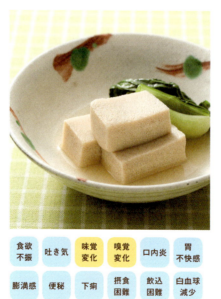

食欲不振	吐き気	味覚変化	嗅覚変化	口内炎	胃不快感
膨満感	便秘	下痢	摂食困難	飲込困難	白血球減少

しっかりしみ込んだ味となめらかな口あたりが人気。冷やしても美味。

板麩と白菜の煮浸し……99

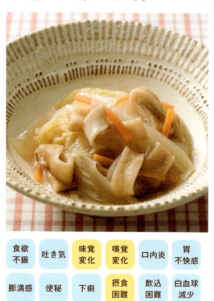

食欲不振	吐き気	味覚変化	嗅覚変化	口内炎	胃不快感
膨満感	便秘	下痢	摂食困難	飲込困難	白血球減少

植物性たんぱく質の豊富な干し麩を、野菜といっしょに煮浸しに。

副菜
あえ物・サラダなど

■…適する　■…配慮が必要　■…適さない

ほうれん草のお浸し …100

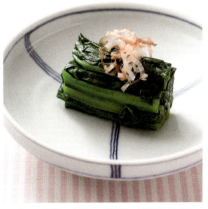
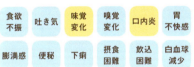

しょうゆをだしで割ってあえれば、青菜がぐんとおいしく食べられます。

さやいんげんのごまあえ …100

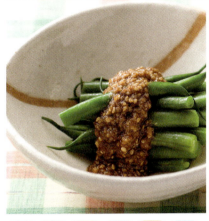
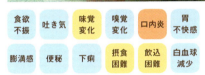

香ばしいごまの香りとしょうゆの風味は、どんな野菜にも合います。

にんじんの簡単白あえ …101

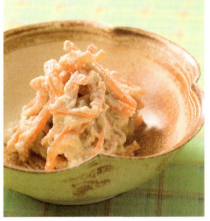
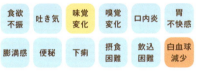

にんじんによく合うピーナッツバターで衣を作り、ビタミンAとB群満点に。

しらす干しのおろしあえ …101

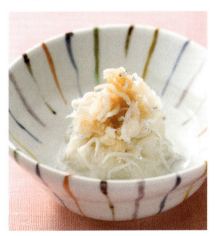

消化酵素をたっぷり含んだ大根は天然の消化剤。具を変えて食卓の常連に。

わかめときゅうりの酢の物 …102

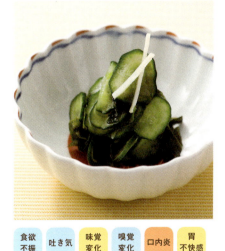

疲労回復、食欲増進効果など、効用の多い酢をとるにはやはりこの一品。

わけぎとえびの酢みそかけ …103

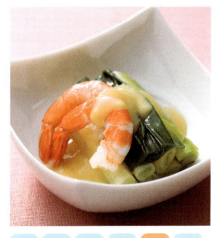

みそのこくと風味が野菜の甘味を引き立て、野菜が苦手な人にも好評です。

目で見て選ぶおすすめメニュー102品

副菜
あえ物・サラダなど

■…適する　■…配慮が必要　■…適さない

焼きなすの甘みそかけ …… 104

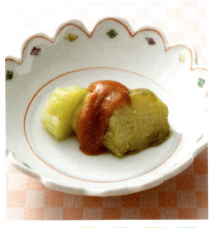

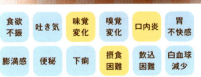

なすと相性のよいみそ味で。焼きなすは冷凍食品を利用すると手軽です。

オクラ納豆 …… 105

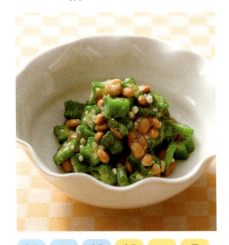

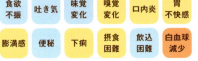

胃腸の粘膜を守り、腸の調子をととのえるぬめりの宝庫を組み合わせて。

長芋の梅たたき …… 105

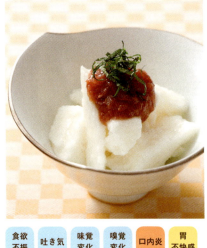

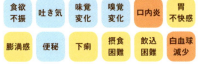

消化酵素の宝庫・長芋に、疲労回復効果の高い梅肉をのせてさっぱりと。

キャベツのせん切りサラダ …… 106

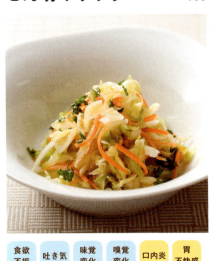

作りおきができて、さっぱり食べられる野菜サラダの基本です。

マッシュポテトのタラモサラダ …… 106

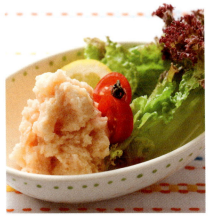

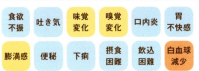

おなじみのじゃが芋をなめらかにつぶし、たらこのうまみと塩味を加えます。

トマトと玉ねぎのスライスサラダ …… 107

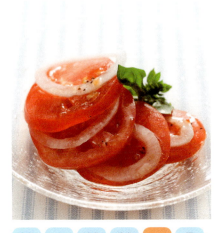

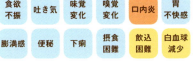

トマトの甘酸っぱさを満喫したいときに。冷蔵庫でよく冷やして食卓に。

（煮物などのにおいが気になるときは、いったんさますとよいでしょう）

キャベツのスープ煮……108

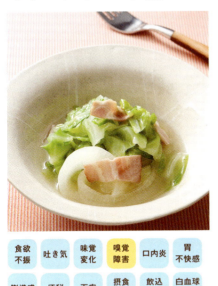

| 食欲不振 | 吐き気 | 味覚変化 | 嗅覚障害 | 口内炎 | 胃不快感 |
| 膨満感 | 便秘 | 下痢 | 摂食困難 | 飲込困難 | 白血球減少 |

キャベツと玉ねぎの自然の甘味が胃にやさしい、欧米版滋養食です。

小松菜と油揚げの煮浸し……109

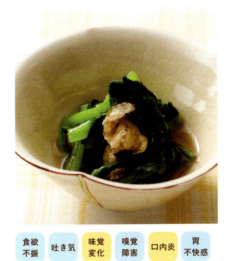

| 食欲不振 | 吐き気 | 味覚変化 | 嗅覚障害 | 口内炎 | 胃不快感 |
| 膨満感 | 便秘 | 下痢 | 摂食困難 | 飲込困難 | 白血球減少 |

さっと煮るだけで、青菜の青臭さやかたさが消えて野菜嫌いにもおすすめ。

大根とつみれのうま煮……110

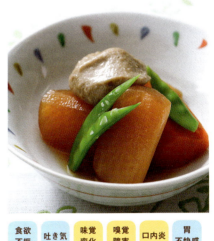

| 食欲不振 | 吐き気 | 味覚変化 | 嗅覚障害 | 口内炎 | 胃不快感 |
| 膨満感 | 便秘 | 下痢 | 摂食困難 | 飲込困難 | 白血球減少 |

いか大根やぶり大根のおいしさが、つみれで手軽に楽しめます。

里芋の煮ころがし……110

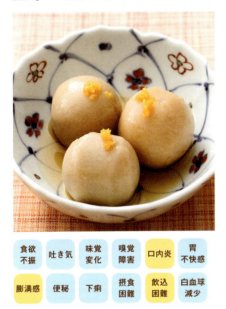

| 食欲不振 | 吐き気 | 味覚変化 | 嗅覚障害 | 口内炎 | 胃不快感 |
| 膨満感 | 便秘 | 下痢 | 摂食困難 | 飲込困難 | 白血球減少 |

冷凍里芋を使えば煮汁に入れて煮るだけ。ゆずの香りで季節感を添えて。

かぼちゃの甘煮……111

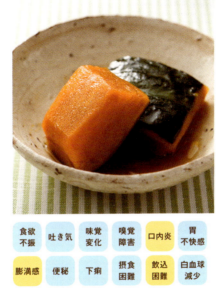

| 食欲不振 | 吐き気 | 味覚変化 | 嗅覚障害 | 口内炎 | 胃不快感 |
| 膨満感 | 便秘 | 下痢 | 摂食困難 | 飲込困難 | 白血球減少 |

しょうゆをきかせたおふくろの味は、食欲のないときにも喜ばれます。

さつま芋のレモン煮……111

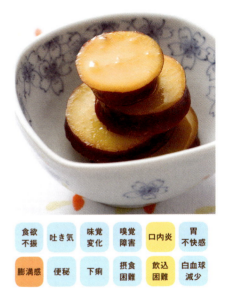

| 食欲不振 | 吐き気 | 味覚変化 | 嗅覚障害 | 口内炎 | 胃不快感 |
| 膨満感 | 便秘 | 下痢 | 摂食困難 | 飲込困難 | 白血球減少 |

レモンの酸味でさつま芋の甘味がしまり、すっきりとした味に。

目で見て選ぶおすすめメニュー102品

汁物

和風・中国風・洋風

🟦…適する　🟨…配慮が必要　🟧…適さない

あさりのみそ汁 …… 112

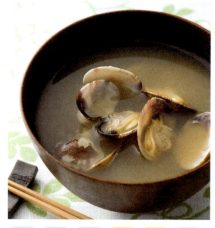

食欲不振	吐き気	味覚変化	嗅覚変化	口内炎	胃不快感
膨満感	便秘	下痢	摂食困難	飲込困難	白血球減少

みそ汁の中でも、人気のあさり。どんなときでも比較的おいしく食べられます。

赤だしなめこ汁 …… 112

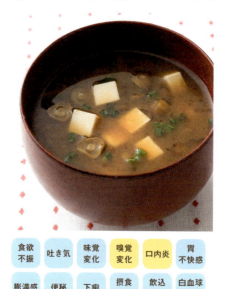

食欲不振	吐き気	味覚変化	嗅覚変化	口内炎	胃不快感
膨満感	便秘	下痢	摂食困難	飲込困難	白血球減少

豆みその甘味をおさえたうまみとほのかな渋味で、胃も気分もすっきり。

かきたま汁 …… 113

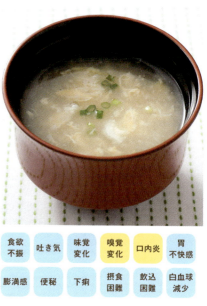

食欲不振	吐き気	味覚変化	嗅覚変化	口内炎	胃不快感
膨満感	便秘	下痢	摂食困難	飲込困難	白血球減少

とろみがのど越しよく、卵で栄養価アップ。ブイヨンをベースにして洋風でも。

とろろこんぶ汁 …… 113

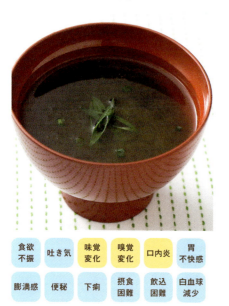

食欲不振	吐き気	味覚変化	嗅覚変化	口内炎	胃不快感
膨満感	便秘	下痢	摂食困難	飲込困難	白血球減少

常備しておくと便利なとろろこんぶで、簡単においしいお吸い物ができます。

はんぺんと三つ葉のすまし汁 …… 113

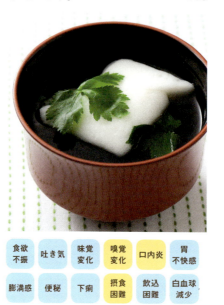

食欲不振	吐き気	味覚変化	嗅覚変化	口内炎	胃不快感
膨満感	便秘	下痢	摂食困難	飲込困難	白血球減少

だしの香りとうまみを味わうすまし汁はいつでも喜ばれます。

中国風コーンスープ …… 114

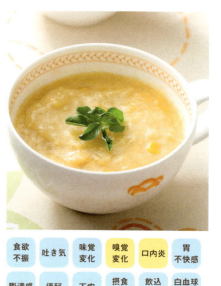

食欲不振	吐き気	味覚変化	嗅覚変化	口内炎	胃不快感
膨満感	便秘	下痢	摂食困難	飲込困難	白血球減少

コーンスープにかきたま汁をプラスした中国風はおかず代わりになります。

（口内炎があるとき、汁物は、基本的に汁の味つけ・温度・具などの刺激に注意してください）

肉団子のスープ……115

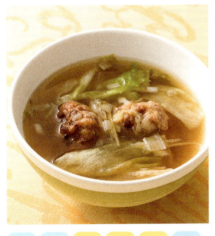

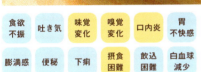

市販の肉団子とレタスの組み合わせです。キャベツや白菜でもどうぞ。

はるさめスープ……115

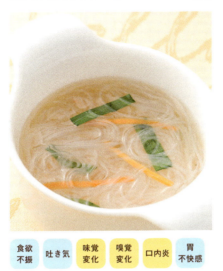

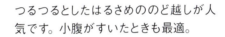

つるつるとしたはるさめののど越しが人気です。小腹がすいたときも最適。

ワンタンスープ……115

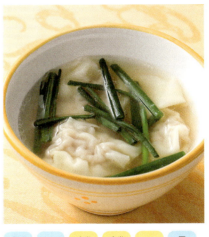

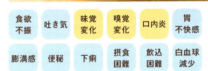

市販のワンタンにねぎを加えて。手軽にできて主食も兼ねられます。

コンソメスープ……116

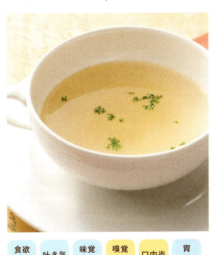

洋風スープの代表的な一品。市販のスープのもとを使うと手軽で便利です。

角切り野菜のコンソメ……116

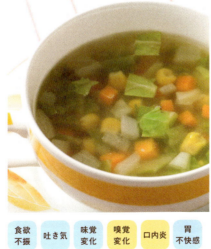

コンソメスープに残り野菜を加えるだけ。即席スープがおいしくなります。

かぼちゃのポタージュ……117

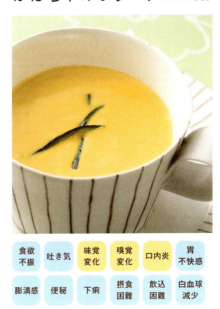

かぼちゃはでんぷん質が多いので、ルーなしでとろりと仕上がります。

果物・乳製品・ドリンク
デザートと飲み物

■…適する　■…配慮が必要　■…適さない

フレッシュフルーツ …… 118

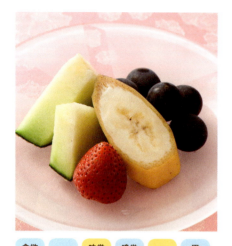

| 食欲不振 | 吐き気 | 味覚変化 | 嗅覚変化 | 口内炎 | 胃不快感 |
| 膨満感 | 便秘 | 下痢 | 摂食困難 | 飲込困難 | 白血球減少 |

食欲のないときのいちばんの人気者。旬の果物で季節感を味わいましょう。

フルーツポンチ …… 118

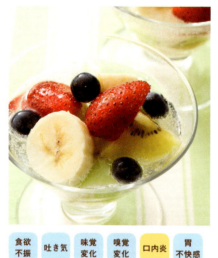

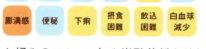

お好みのフルーツ缶や炭酸飲料などを入れてお楽しみください。

フルーツヨーグルト …… 118

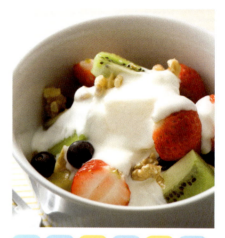

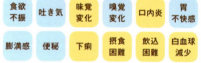

炭水化物やビタミンを含むくだものにヨーグルトを加えてたんぱく質も補給！

ぶどうのゼリー …… 119

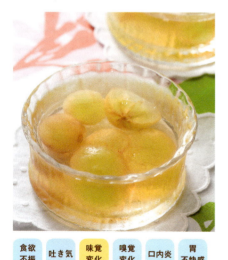

| 食欲不振 | 吐き気 | 味覚変化 | 嗅覚変化 | 口内炎 | 胃不快感 |
| 膨満感 | 便秘 | 下痢 | 摂食困難 | 飲込困難 | 白血球減少 |

缶詰めの果物や果汁でも、寒天でかためても。手作りが楽しい一品です。

りんごとプラムの甘煮 …… 119

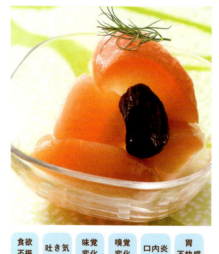

果肉のかたいりんごをシロップでやわらかく煮て。

レモンシャーベット …… 120

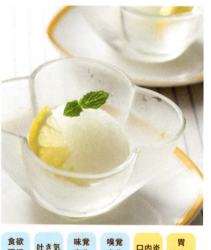

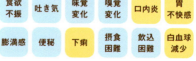

フルーツと並んで人気です。口がさっぱりしないときの、口直しにどうぞ。

（白血球減少があるとき、いちごなどのベリー類やドライフルーツなど、皮をむかずに食べたり、表面がぶつぶつした果物は注意が必要です）

トマトシャーベット……120

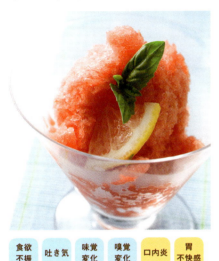

トマトのくせをレモンの酸味でおさえてすっきりと。意外性もごちそう。

アイスクリーム……121

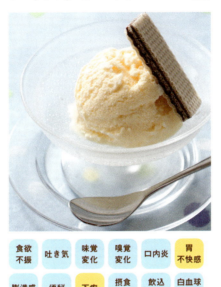

口あたりよく高エネルギーのデザートです。市販品は種類も豊富、お好みで。

カスタードプリン……122

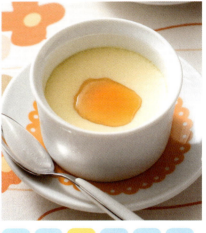

市販品がいろいろありますが、家庭で作るには写真の蒸しプリンが手軽。

かぼちゃのカスタード……122

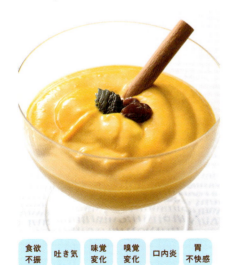

カスタードプリンの生地にかぼちゃを混ぜれば、ビタミン満点クリーム。

スイートポテトのナッツ焼き……123

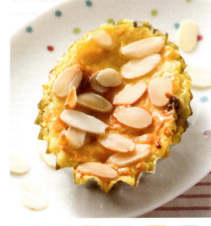

さつま芋をつぶしてナッツをのせて焼くだけ。手作り感がうれしい一品。
（ナッツがなければ口内炎にも適します）

牛乳かんの果物添え……123

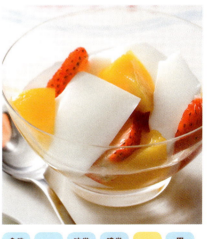

冷たく甘い牛乳かん。のど越しもよく、お好きなフルーツを加えましょう。

果物・乳製品・ドリンク
デザートと飲み物

■…適する　■…配慮が必要　■…適さない

オレンジくず湯 …… 124

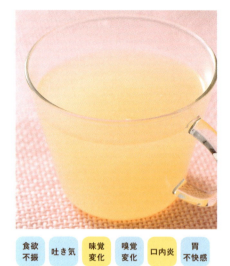

| 食欲不振 | 吐き気 | 味覚変化 | 嗅覚変化 | 口内炎 | 胃不快感 |
| 膨満感 | 便秘 | 下痢 | 摂食困難 | 飲込困難 | 白血球減少 |

でんぷんでエネルギーも補えます。いろいろな味の市販品を使っても。

ハニーレモン …… 124

| 食欲不振 | 吐き気 | 味覚変化 | 嗅覚変化 | 口内炎 | 胃不快感 |
| 膨満感 | 便秘 | 下痢 | 摂食困難 | 飲込困難 | 白血球減少 |

口の中がさっぱりします。ホットでもアイスでもおいしく飲めます。

にんじんとりんごのジュース …… 125

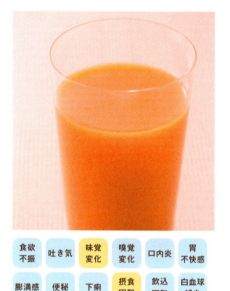

| 食欲不振 | 吐き気 | 味覚変化 | 嗅覚変化 | 口内炎 | 胃不快感 |
| 膨満感 | 便秘 | 下痢 | 摂食困難 | 飲込困難 | 白血球減少 |

カロテンと食物繊維いっぱい。整腸作用も期待できます。

きな粉ミルク …… 125

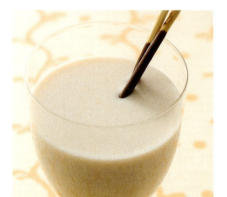

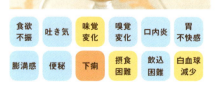

| 食欲不振 | 吐き気 | 味覚変化 | 嗅覚変化 | 口内炎 | 胃不快感 |
| 膨満感 | 便秘 | 下痢 | 摂食困難 | 飲込困難 | 白血球減少 |

たんぱく質や食物繊維が豊富なドリンク。下痢のときは牛乳は控えましょう。

いちごヨーグルトシェイク …… 125

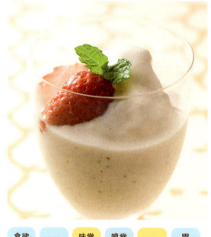

| 食欲不振 | 吐き気 | 味覚変化 | 嗅覚変化 | 口内炎 | 胃不快感 |
| 膨満感 | 便秘 | 下痢 | 摂食困難 | 飲込困難 | 白血球減少 |

アイスクリームを入れるので、ヨーグルトが苦手な人にもおすすめです。
（口内炎のときは、いちごの酸味や種子による刺激に注意してください）

バナナミルクセーキ …… 125

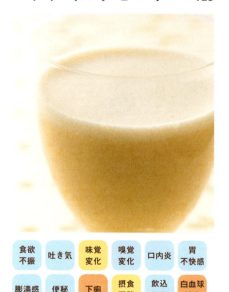

| 食欲不振 | 吐き気 | 味覚変化 | 嗅覚変化 | 口内炎 | 胃不快感 |
| 膨満感 | 便秘 | 下痢 | 摂食困難 | 飲込困難 | 白血球減少 |

牛乳に卵、バナナも入って、食事ができないときの栄養補給になります。

おすすめメニュー176品の
レシピ集

「目で見て選ぶおすすめメニュー102品」だけでなく、全176品の、材料と作り方を紹介します。患者さん本人や看護で忙しいご家族、調理に慣れていない人などでも気軽に簡単にできるメニューばかりです。
手作りの味がいちばん！ でも、調理に手間どって体調をくずすよりは、市販品を使うほうが得策。市販品を使いこなす知恵もアドバイスしています。

表示について

■ 材料の分量は1人分で表示していますが、1人分では作りにくい料理は2〜4人分としました。重量は特に記さない場合は、食べられない皮や骨を除いた正味量です。

■ 分量の1人分は、健康な人の8分目を目安にしています。栄養価は、その1人分を食べきった場合の数値です。ただし、食欲には個人差があるので、全量食べることを目指す必要はありません。

 ■ 調理時間は、水につけていたり、火にかけて煮ている間など、手を動かす必要のない時間も含め、その料理を作り始めて作り終えるまでの目安です。

■ 症状に適しているかどうかを、次のマークで示しています。また、「配慮が必要」「適さない」症状については、その理由を記載しています。自分なりのアレンジの参考にしてみてください。

 おすすめ

 配慮が必要

 適さない

注意症状 症状別の注意点を記しています

■ 調理の際の衛生管理には充分にご注意ください（175ページ参照）。

rice
白がゆ

おなじみの一品。慣れるとなべで手軽においしく炊けますが、初心者は炊飯器がおすすめです。いろいろな味にアレンジしておいしさも栄養もアップ。

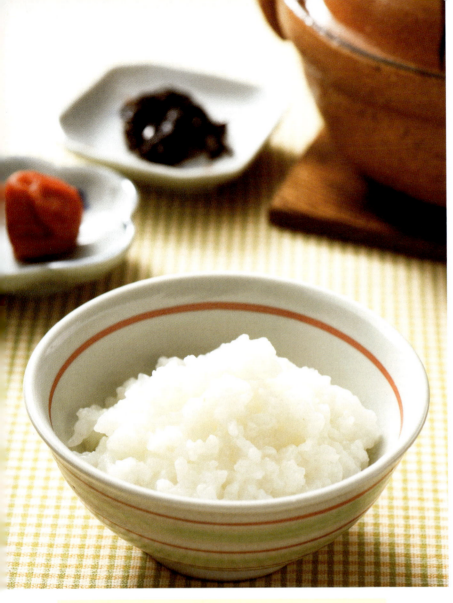

調理時間 **90分**
1人分　142kcal
たんぱく質　2.4g
塩分　0g

材料（全がゆ200g分）
- 米‥‥‥‥‥‥‥‥‥‥1/4カップ（40g）
- 水（米の5〜6倍量）‥‥‥1¼〜1½カップ

1 米はといで厚手のなべに入れ、30分浸水させる。

2 ふたをして中火にかける。沸騰したらふたを少しずらし、混ぜないようにして弱火で40分ほど炊く。

3 火を止めて5分おいて蒸らし、ふたをあける。

調理メモ かゆは炊いている最中に混ぜると粘りが出て糊状になってしまうので、焦げつかないよう火加減に注意しながら、混ぜずに炊き上げるのがコツ。

■**もっと手軽に**　炊飯器のかゆ炊き機能を利用すると、失敗なくできる。なべで炊く場合よりさらりとしたでき上がり。市販のレトルトパックも重宝。いろいろな味のかゆがある。保存も便利。

●**もっと手早く**　普通に炊いたごはんに2倍量の水を加えて弱火で20〜30分煮ると全がゆになる。

◆**保存するには**　1回分ずつ冷凍用ポリ袋に入れて冷凍しておくと重宝。解凍は電子レンジの再加熱か、自然解凍してなべに移して温めてもよい。

 嗅覚変化　炊飯のにおいが気になるときは、吐きけを感じることがある。少しさましてから食べるか、ほうじ茶で炊いて茶がゆにしたり、あんかけにすると、においがやわらいで食べやすくなる。

ゆるくなるほど栄養価は低くなります

米の10倍量の水で炊くと五分がゆ、15倍量なら三分がゆ。同じ200gのおかゆでも、五分がゆは米が全がゆの半分しか含まれていないので、エネルギーも半分です。また、水分の多いおかゆはさらさらしてごはん粒や水分が気道に入る心配があるので注意しましょう。

全がゆ（米1、水5の割合）

五分がゆ（米1、水10の割合）

白がゆに +1 プラスワン

うまみと塩味をプラスして

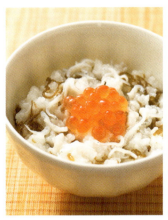

しらすともずくのかゆ
しらす干しのくせのないうまみと、もずくのなめらかなのど越しで、するりと食べられます。

おかゆ200gにしらすの生干し5gと塩抜きもずく15gを混ぜて器に盛り、いくら小さじ1をのせる。

注意症状 食欲不振、吐き気、嗅覚の変化がある場合は、いくらやしらす干しを生臭く感じる可能性がある。白血球減少時はいくらやもずくなど生の物や加熱せず食べる干物は避ける。

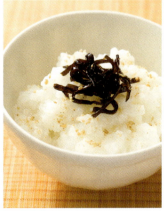

つくだ煮とごまのかゆ
甘辛味のつくだ煮は特に高齢者に喜ばれます。おすすめはくせのないこんぶやしいたけ。

こんぶのつくだ煮少量をおかゆにのせ、いりごまをひねって散らす。

注意症状 嗅覚が過敏な場合は、かゆのにおいが気になることがある。少しさましてから食べるとよい。白血球減少時はごまやつくだ煮の保存状態に注意する。

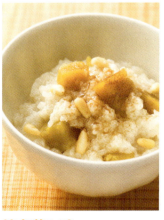

焼き芋がゆ
さつま芋の甘味に気持ちがなごむ一品。市販の焼き芋やふかし芋を利用すると手軽です。

蒸したさつま芋30gを1.5cm角に切って黒砂糖少量とともにおかゆに混ぜる。器に盛って松の実を少し散らす。

注意症状 さつま芋は食物繊維が多いので、膨満感のあるときは控えたほうがよい。白血球減少時は松の実を一度よく炒るなど注意する。嗅覚過敏な場合も注意。
味覚の変化がある場合は、さつま芋の甘味が気になることがある。また、飲込困難の場合はさつま芋がつかえやすいことがあるので注意。

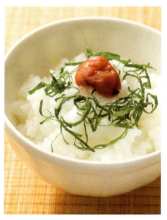

梅干しと青じそのかゆ
定番の梅干しに青じそを添えて彩り鮮やかに。しそのさわやかな香りが、食欲をそそります。

梅干しは果肉をちぎって1/4～1/2個分のせ、青じそのせん切りを添える。

注意症状 口内炎や飲込困難のある場合は、梅などの酸味の強いものや熱いものは刺激となるので注意。梅干しを避けるか、減塩梅干しを選び、ちぎっておかゆに混ぜるとよい。白血球減少時は自家製の梅干しを避け、青じそはよく洗う。嗅覚過敏な場合も注意。

主食 [米]

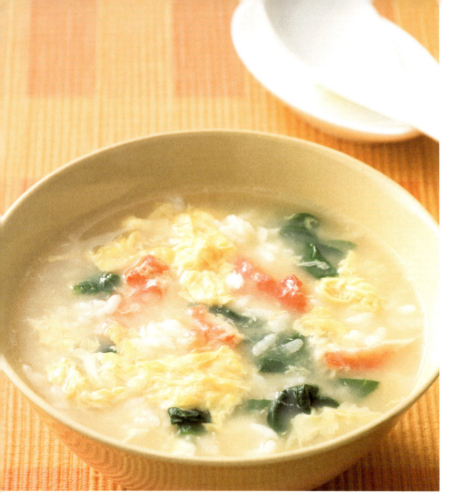

かに卵雑炊

定番の卵雑炊に、かにを加えて彩りとうまみをプラス。ごちそう感覚が心にも栄養をプラス?

材料（1人分）

ごはん	80g
かに缶	30g
ほうれん草	20g
ねぎ（青い部分）	10g
だし	1カップ
みりん・うす口しょうゆ	各小さじ1
卵	1/2個分

1 ごはんはざるに入れ、ぬめりを洗って水けをよくきる。
2 かには缶汁をきって軟骨を除く。
3 ほうれん草は熱湯でゆで、水にとって水けを絞り、4cm長さに切る。
4 ねぎは斜め薄切りにする。
5 なべにだし、みりん、しょうゆを煮立て、ごはんを入れてひと煮立ちしたらかにとねぎ、ほうれん草を加える。再び煮立ったら、とき卵を流してひと混ぜし、火を止める。

● **もっと手早く** ほうれん草を小松菜や三つ葉に変えると下ゆでせずに入れられる。

味覚変化 かにや卵のにおいが気になることがある。その場合はさましてから食卓に出すとよい。
嗅覚変化 味つけは症状に合わせて調整。

調理時間 15分　1人分 215kcal　たんぱく質 11.4g　塩分 1.8g

雑炊のバリエ

子どもや若者好みに

トマトジュースをベースに、カレーの風味でアクセントをつけます。洋風好みの子どもや若者に目先を変えたいときにいかが。

カレー味の洋風雑炊

1人分でトマトジュース1缶、水1/5カップ、玉ねぎのみじん切り50g、おろしにんにく少々を入れて火にかけ、煮立ったらめんつゆ小さじ2強、カレー粉少々で調味し、ごはん80gを加えて煮る。ハム、ソーセージ、ツナ缶などの好みのたんぱく質食品を加え、ごはんがふっくら煮えたら下ろしぎわにバターを少量落とし、みじんパセリを散らす。

注意症状 味覚・嗅覚変化では、トマト味を不快に感じることがあるので注意する。口内炎、胃の不快感、膨満感、下痢、のどや食道の炎症で飲込困難の症状がある場合は、カレー粉が刺激になるので避けたほうがよい。

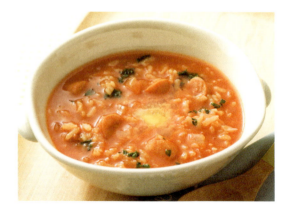

（雑炊の米粒が気になるときは、長く煮るか、少し時間をおき、米粒が気にならないようやわらかくすると食べやすいという声もあります）

鶏肉と里芋のおじや

雑炊より汁が少ないので食べごたえがあって栄養補給もでき、
年配の人にはなつかしい味で喜ばれます。

材料（1人分）

ごはん	80g
干ししいたけ	1枚
鶏もも肉	30g
にんじん・里芋	各15g
しょうゆ・みりん	各小さじ1

1 干ししいたけは軸を折って除き、水1¼カップに浸してやわらかくもどし、3mm角に切る。もどし汁はだしに使う。

2 鶏肉は1cm角に切る。にんじんは5mm角に切る。里芋も皮を厚めにむいて5mm角に切る。

3 なべに1のしいたけともどし汁を移し、2を加えて火にかけ、煮立ったら中火にして煮る。

4 肉や野菜がやわらかくなり、煮汁が具にかぶるくらいになったらしょうゆとみりんで調味し、ごはんを加えて味がなじむまで煮る。

調理メモ 煮え加減は好みで調節するが、里芋が煮くずれると全体にぬめりがまわってねっとりするので注意する。

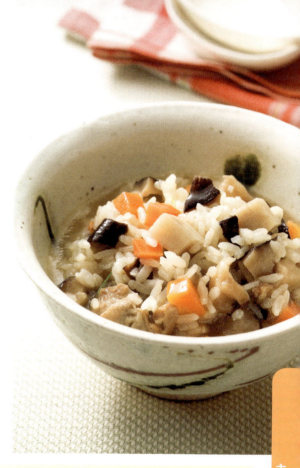

調理時間 **30**分 ／ 1人分 230kcal ／ たんぱく質 9.0g ／ 塩分 1.2g

▲ **味覚変化 嗅覚変化** 干ししいたけや鶏肉の味を不快に感じることがある。

摂食困難 根菜やきのこは食べやすい大きさに切り、歯ぐきでつぶれるようやわらかく煮る。

主食［米］

おじやのバリエ

ストック食品で栄養満点に

いつも冷蔵庫にある卵とにんじんで作る簡単おじや。
にんじんの甘味とあけぼの色、豊富なカロテンで元気がもらえる一品です。

卵とにんじんのおじや

1人分で、鶏がらスープ1カップとおろしにんじん60gを煮てしょうゆとみりん各小さじ1で調味し、ごはん80gを入れて弱火で5～7分煮、卵1個を落とす。万能ねぎの小口切りを散らし、好みでおろししょうがを加える。

注意症状 嗅覚・味覚変化では、にんじんの甘味やにおいを不快に感じることがあるので、注意する。また生卵を使うので、白血球減少がある場合は避ける。

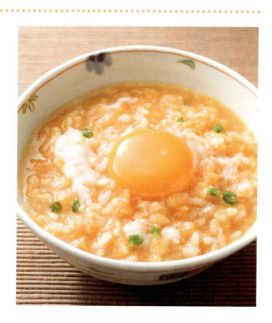

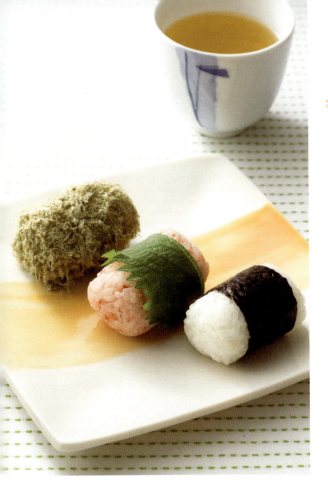

一口おにぎり

食欲のないときにいちばんの人気メニュー。さめてもおいしく、作りおきがきくので、いろいろな味で小さめににぎっておくと便利です。

調理時間 **15**分 | 1人分 264kcal
たんぱく質 5.4g
塩分 0.7g

材料（3個分）
ごはん ……………………… 150g
塩 …………………………… 少量
A ┌ こんぶのつくだ煮 ……… 3g
  └ 焼きのり ……………… 1/10枚
B ┌ 梅肉 …………………… 2g
  │ 削りガツオ …………… 少量
  └ 青じそ ………………… 1/2枚
C ┌ 焼きざけ（市販品）…… 2g
  └ とろろこんぶ ………… 少量

味覚変化	具の味がしみたごはんを不快に感じることがある。
口内炎	しみることがあるので、味つけや具を考慮する。
摂食困難	具を少なめにして小さめに作るとよい。
飲込困難	巻いた具やごはん自体が飲み込みにくいので、よくかんで水分などといっしょにとる。

| 白血球減少 | にぎる手の衛生に注意する。ラップに包んでにぎるとよい。具の梅やとろろこんぶは注意する。 |

1 Aはごはん1/3量でつくだ煮を包み、塩少量をまぶして俵形ににぎり、焼きのりを巻く。

2 Bの梅肉と削りガツオをごはん1/3量に混ぜて俵形ににぎり、青じそを巻く。

3 Cは残りのごはんでさけを包んで塩少量をまぶして俵形ににぎり、とろろこんぶで包む。

調理メモ 具は好みでよいが、食欲のないときは具なしにして塩をきかせて小さくにぎると、さっぱりとしておいしい。

焼きおにぎり

しょうゆやみそのこんがりと焼けた香ばしさが食欲をそそります。意外にむずかしいので、冷凍食品を利用するのも手です。

焼きおにぎり2種
材料（各1個 合計2個分）
ごはん ……………………… 150g
■しょうゆ味 A［削りガツオ大さじ1 しょうゆ小さじ1/4］ B［しょうゆ・みりん各小さじ1/3］
■みそ味 C［みそ小さじ2/3 みりん小さじ1/3］ ごま油小さじ1/2

1 ごはんは半分に分ける。一方にAを混ぜて三角ににぎり、Bの半分を塗る。オーブントースターの天板に並べて高温で焼き、Bの残りを塗って香ばしく焼く。

2 みそ味は平たくにぎり、Cを混ぜたみそだれを両面に塗る。ごま油を熱し、フライパンで両面香ばしく焼く。

調理時間 **15**分 | 1人分 289kcal
たんぱく質 5.2g
塩分 1.1g
（しょうゆ味1個分）

口内炎	表面の塩味が集中して、焼けた部分が粘膜を刺激することがある。焼きすぎないようにして、お茶などといっしょに食べるようにするとよい。
摂食困難	口に入るよう小さく作り、焼きすぎない。
飲込困難	よくかんで水分などといっしょにとる。

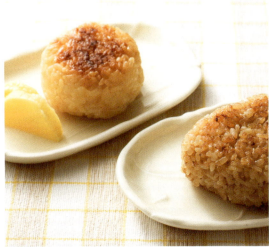

（白血球減少時は、たくあんは避ける）

梅茶漬け

梅干しはクエン酸が消化液の分泌を促すので、食欲増進に最適。新陳代謝を助けるので、疲労感や倦怠感をやわらげてくれます。

調理時間 5分

1人分	222kcal
たんぱく質	3.9g
塩分	1.1g

◎ 食欲不振

 嗅覚変化 温かいとにおいが気になることがある。

 口内炎 飲込困難
梅などの塩味・酸味の強いものや熱いものは刺激となるので注意。

 胃不快感 流し込むと消化が悪い。一口ずつかんでゆっくり。

 白血球減少 青じそは充分に洗い、自家製や保存状態の悪い梅干し・のり・ごまは避ける。

材料（1人分）

温かいごはん	100g
梅干し	1個
青じそ	1枚
好みのお茶	適量
いり白ごま・のりの細切り	各少量

1 梅干しは種を除き、青じそはせん切りにする。

2 ごはんを器に盛って1をのせ、熱いお茶を注ぎ、好みでごまとのりをふる。

調理メモ 市販のお茶漬けのもとを使うと手軽だが、市販品は塩分が多めなので、使う量を加減する。お茶はせん茶、ほうじ茶、ウーロン茶など、好みでよい。

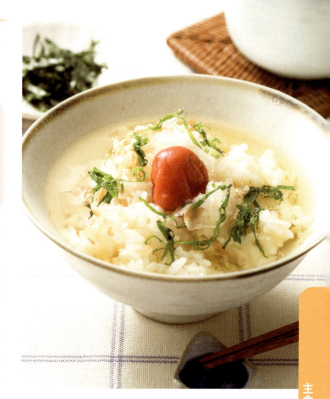

主食[米]

お茶漬けのバリエ
食欲のない日の秘策メニュー

冷やし茶漬け

胃を冷やすのであまり頻繁に食べたくないものの、ごはんのにおいもイヤというときの奥の手になります。

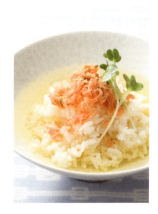

器に温かいごはんを盛り、焼きざけ少量をほぐしてのせ、好みのお茶を冷やして注ぐ。ねぎの薄切り、白ごまを薬味に。具は梅干しでも市販のお茶漬けのもとでもよい。

注意症状 胃や腸の調子がよくないときは流し込まず、よくかんでゆっくり食べる。白血球減少時は具の加熱や洗い方に充分注意する。

焼きおにぎり茶漬け

焼けた香ばしさにさらさらとしたのど越しが加わって、食欲不振が一気に吹き飛びます。

焼きおにぎりは左ページの要領で作るか、冷凍品を解凍して器に入れる。梅干し1個、白ごまと削りガツオ、貝割れ菜などを薬味にのせ、熱いお茶を注ぐ。

注意症状 温かいとにおいが気になるので、嗅覚障害には向かないかも。口やのど、胃粘膜に症状がある場合も避けたほうが無難。白血球減少時には薬味に注意。

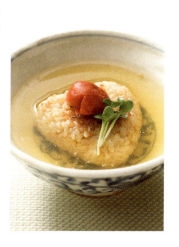

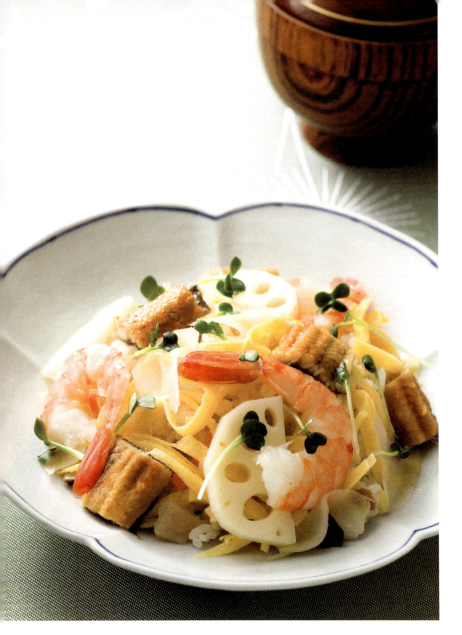

五目ちらしずし

市販のすしの具を利用しても、錦糸卵一つでも手作りにすると、おいしさがぐんとアップ。すし酢にこぶ茶で塩味をつけると、こんぶを入れて炊いた味に。

材料（1人分）

温かいごはん	100g
れんこん	30g
五目ずしの具（市販品）	25～30g
A　酢	小さじ1/2
砂糖	小さじ1/6
梅こぶ茶	1g
湯	小さじ2
B　卵	1/2個分
みりん	小さじ1
だしのもと	少量
刻み焼きあなご（市販品）	20g
ボイルえび（市販品）	2尾（6g）
しょうがの甘酢漬け（市販品）	5g
スプラウト（ブロッコリーなどの芽）	5g

1 Aをボールに合わせて混ぜ、すし酢を作る。

2 れんこんは薄切りにして酢水にさらし、さっとゆでて水けをきり、1につける。

3 別のボールにBを合わせてよく混ぜ、油少々（分量外）をなじませたフライパンに流して薄く焼く。あら熱がとれたら細く切る。

4 ボイルえびは殻をむいて縦半分に切る。

5 ごはんに五目ずしの具を混ぜて器に盛る。2とあなご、3の錦糸卵、えび、スプラウトを散らし、しょうがの甘酢漬けを添える。

調理時間 30分　1人分 285kcal　たんぱく質 11.1g　塩分 1.1g

 胃不快感／下痢　すし飯や具の濃い味が刺激になることがある。合わせ酢も五目ずしの具も控えめに入れ、れんこんとえびは小さく刻むか省く。

摂食困難　れんこんとえびは小さく刻む。かみにくいようなら省く。

白血球減少　市販の海鮮ちらしずしの具など、衛生状態がわからないものを避ける。

 口内炎／飲込困難　すし飯や具が刺激となり、適さない。

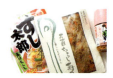 **調理メモ** 五目ずしの具は、かんぴょう、油揚げ、高野豆腐、干ししいたけなどの煮しめ。味が濃いめなので、すし酢は自家製ブレンドに。

> ちらしずしのバリエ

手近な干物や缶詰めで

干物ときゅうりの
お手軽ちらし

干物のうまみと塩味にきゅうりの香りと歯ごたえが絶妙の相性で、さっぱり味がうれしい一品。干物のにおいも、すし飯の酸味がカバーしてくれるうえ、さまして食べるので、気になりにくいでしょう。

あじやかますの干物を焼いて骨と皮を除いて身をほぐす。きゅうりは薄切りにして塩もみ。ごはんにすし酢（ごはん100gに対して、酢小さじ1、砂糖小さじ2/3、梅こぶ茶小さじ1/2）を混ぜてさまし、干物ときゅうり、いりごま少々を混ぜ、あれば青じそのせん切りを添える。

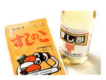

調理メモ 干物やさけ缶のすしなら、具がシンプルなので、市販のすし酢を使ってもくどくなりません。すし酢は液体が主流ですが、昔ながらの粉末タイプ（写真左）も、すしを1人分だけ作るときに、ごはんが水っぽくならないので、重宝です。

注意症状 嗅覚変化がある場合は干物のにおいに、口内炎、飲込困難時は食べやすさに、胃不快感、下痢、白血球減少時は具や手の衛生に注意する。

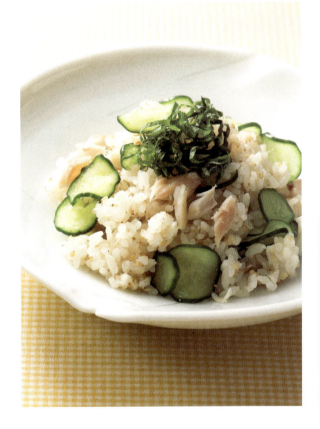

主食［米］

さけ缶の簡単押しずし

さけ缶は混ぜるとにおいが気になりますが、まとめると、うまみが凝縮しておいしいもの。口あたりもよく、口やのど、胃に炎症があってもこれなら安心です。

1人分でさけ缶50gは缶汁をきっておろししょうがを少々を混ぜる。平底の器かセルクル型などの底にラップを敷いて詰め、いりごまを混ぜたすし飯100gをのせて軽く押す。型から出して器に盛り、木の芽を添える。

注意症状 嗅覚に変化がある場合は、さけ缶のにおいが気になることもある。口内炎や胃の調子が悪いとき、程度にあわせすし酢の味などを調整。白血球減少時は衛生に注意する。

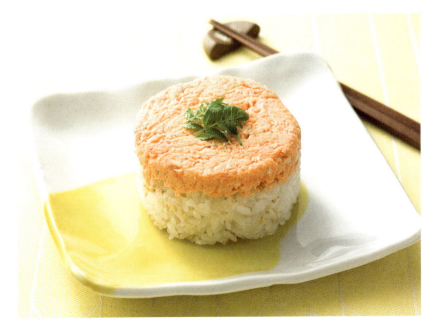

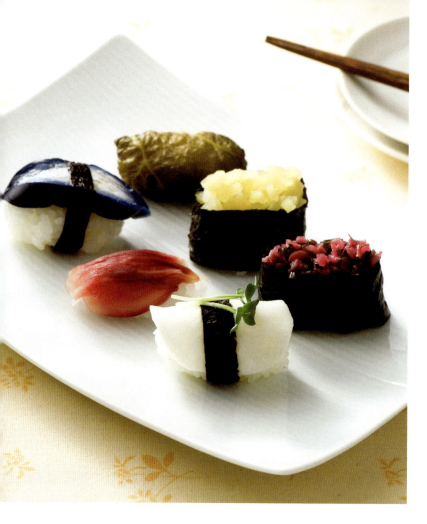

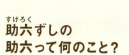 お楽しみコラム

助六(すけろく)ずしの助六って何のこと?

　助六ずしは、いなりずしとのり巻きの詰め合わせをいいます。助六とは、かの有名な歌舞伎十八番の演目「助六由縁江戸桜」の主人公の名前です。なぜ、彼の名前がすしの呼び名になったのでしょうか? 助六といえば、相手役は花魁揚巻(あげまき)です。そこで、揚巻の「揚」をいなりずしの油揚げに、「巻」をのり巻きになぞらえたとか。助六の紫色のはち巻きをのり巻きに見立てたという説もあります。なるほど! 歌舞伎の幕間弁当に助六ずしが愛用される由縁でしょう。

漬物ずし6種

漬物のにぎりずしです。好きなものを好きなだけ食べられるよう、小さく作っていろいろな種類を用意しておくと喜ばれます。

調理時間 **15**分

6種で	221kcal
たんぱく質	4.6g
塩分	2.1g

 胃不快感　すし飯の酢加減や具の漬物に配慮する。

 摂食困難　下痢
繊維のかたい漬物は避ける。食べやすい大きさにする。

 口内炎　 飲込困難
すし飯や具が刺激となり、適さない。

 白血球減少
自家製の漬物は避ける。調理する手など衛生にも注意が必要。

材料（6個分）
- 温かいごはん……110g
- A ┌ 酢……小さじ1
　　├ 砂糖……小さじ2/3
　　└ 梅こぶ茶……小さじ1/2
- みょうがの甘酢漬け・高菜漬けの葉先……5g
- なすの浅漬け・かぶの浅漬け・しば漬け・たくあん……各5g
- 焼きのり・貝割れ菜……各適量

1 Aを合わせてよく混ぜて合わせ酢を作る。

2 ごはんに1を加えてさっくりと混ぜてさまし、6等分してにぎりずし状に楕円形ににぎる。

3 高菜漬けは水につけて軽く塩抜きし、水けをきつく絞る。

4 なすとかぶは薄切りにする。

5 しば漬けとたくあんはみじん切りにする。

6 みょうがは葉を2〜3枚はがし、にぎり1個をのせて包む。高菜漬けは広げてにぎり1個を巻く。なすとかぶはそれぞれ1切れずつにぎりにのせ、細く切ったのりで巻き、あれば貝割れ菜を飾る。

7 残り2個のにぎりは帯状に切ったのりで巻き、1個にはしば漬け、もう1個にはたくあんをのせる。

調理メモ みょうがの甘酢漬けは手作りにしても。みょうがの葉を1枚ずつはがして湯にさっと通し、すし酢に漬ける。漬物はこのほか、きゅうりや大根のぬか漬け、冬なら聖護院大根の千枚漬けや白菜漬けもおいしい。

三色いなりずし

濃いめの甘辛味が人気のメニューです。市販のいなり揚げを使うと手軽なので、具を加えて少しでも栄養をプラスしましょう。

  味覚変化

胃不快感	すし飯やいなり揚げの味を加減したり具に注意。
下痢	たくあんや煮物などの具は控えめに。
摂食困難	食べやすいように厚みを薄く、小さく作る。

| 口内炎 飲込困難 | すし飯や揚げが刺激となり、適さない。 |
| 白血球減少 | たくあんなど自家製の漬物は避ける。調理する手など衛生にも注意。 |

● 材料と作り方

すし飯は手まりずしと同様に作り、3つに分ける。それぞれ白すりごま、たくあんのみじん切り、おからの五目煮を混ぜる。あれば青じそなどをあしらって盛る。

調理メモ いなりずし用の油揚げの煮つけは、手作りにすると煮る時間が意外にかかるので市販品が便利。レトルト製品なら添加物を使わなくても常温で保存がきく。最近は油揚げ1枚を3等分した小型サイズもある。

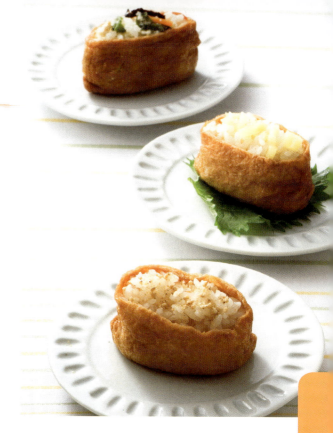

材料（5個分）

温かいごはん	100g
A 酢	小さじ1
砂糖・梅こぶ茶	各小さじ1/2
いり白ごま	少量
B 卵 10g みりん	小さじ1/3
和風だしのもと	少量
いくら	2g
こはだの酢漬け・スモークサーモン・あなごのかば焼き・かにかまぼこ	各10g

1 Aを合わせてごはんに混ぜてすし飯を作り、5等分して丸くにぎる。
2 Bは混ぜてフッ素樹脂加工のフライパンに薄く流して焼き、さます。
3 2の薄焼き卵をラップに広げ、すし飯1個をのせ、ラップごと絞る。ラップをはずして、いくらを飾る。
4 こはだ、サーモン、かにかまぼこ、あなごそれぞれ3と同様にすし飯をのせてラップごとにぎり、サーモンには、あれば貝割れ菜の葉先を飾る。

手まりずし

握りずしをひとまわり小さくして手まり形ににぎります。トッピングを飾ると、見た目がぐんと楽しくなります。

 調理時間 40分

全量で	280kcal
たんぱく質	11.9g
塩分	1.7g

| 胃不快感 下痢 | すし飯の酸味が粘膜を刺激することがあるので加減する。 |
| 摂食困難 | 具は切り目を入れる。全体に厚みを薄く小さめに。 |

| 口内炎 飲込困難 | すし飯や具が刺激となり、適さない。 |
| 白血球減少 | 生魚は避ける。にぎる手の衛生に注意する。 |

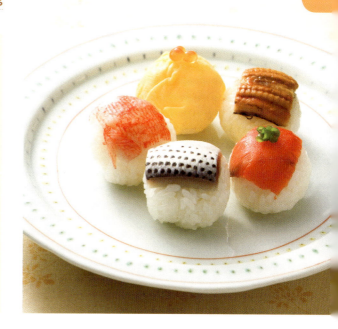

主食［米］

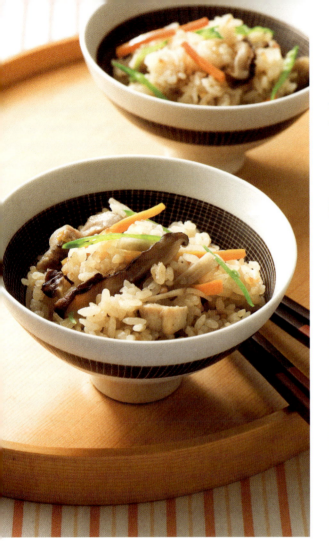

五目炊き込みごはん

心なごむおふくろの味の一つ。いくつかの作り方がありますが、具も調味料も入れて炊く方法がいちばん楽でおいしくできます。

調理時間 **60**分
- 1人分　384kcal
- たんぱく質　11.5g
- 塩分　1.4g

味覚変化	和風だしの味が不快ならしょうゆをきかせる。
嗅覚変化	炊き上がりのにおいが気になるようなら、さます。
口内炎 / 飲込困難	ごはんの塩味・かたさとかたい具が刺激になる。
胃不快感 / 膨満感 / 下痢	食物繊維の多いごぼうや干ししいたけは控えて盛る。
摂食困難	ごぼうや干ししいたけは控え、他の具は小さく切る。

材料（2人分）
- 米 …… 1カップ
- 鶏肉 …… 60g
- ごぼう・にんじん …… 各30g
- 干ししいたけ …… 2枚
- A ┌ 酒・しょうゆ …… 各大さじ1
　　├ みりん …… 大さじ1
　　└ だし …… 1/2カップ
- さやえんどう …… 2枚

1　鶏肉は小さくそぎ切る。ごぼうはささがきに、にんじんは細く切る。
2　干ししいたけは水につけてもどし、薄切りにする。もどし汁はAのだしに使う。
3　米をといで炊飯器にセットし、Aを加えてから水加減をし、1と2の具をのせて普通に炊き上げる。
4　さやえんどうは筋を除いて熱湯でさっとゆで、せん切りにする。
5　3が炊き上がったら4を散らす。

ひじきの混ぜごはん

炊き込みごはんを作る余裕がないときは、調味した具を混ぜる混ぜごはんに。ひじきの煮物を市販品ですませればさらに手軽です。

材料（1人分）
- 温かいごはん …… 100g
- ひじきの五目煮（市販品） …… 25g
- いり白ごま …… 小さじ1
- さやいんげん …… 少量

調理時間 **10**分
- 1人分　327kcal
- たんぱく質　9.6g
- 塩分　2.4g

味覚変化	症状に合わせて五目煮の調味を調整する。
嗅覚変化	においが気になるようなら、さましてから食卓へ。
口内炎 / 飲込困難	ごはんのかたさや具が刺激になる。
下痢	ひじきも切り干し大根も食物繊維が多いので、腸を刺激する。

1　さやいんげんはゆでて斜めせん切りにする。
2　ごはんにひじきの五目煮とごまを加え混ぜ、器に盛って1を飾る。

調理メモ　ひじきの五目煮は余裕があれば手作りに。切り干し大根も加えると彩りよく、ミネラル満点。

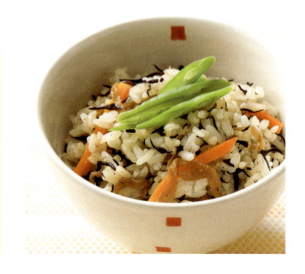

お手軽メニュー

市販食品でどんぶりごはん

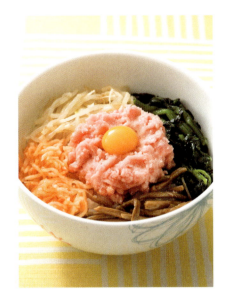

市販のナムルとまぐろのたたきで
和風ビビンバ
良質たんぱく質に抗酸化ビタミン、食物繊維も満点。ごま油の香りと辛味で、食欲増進効果も満点です。

● **材料と作り方**

温かいごはんに、ぜんまい、ほうれん草、もやしの三色ナムルをのせて大根のナムルを添える。焼き肉の代わりに、これも市販のまぐろのたたきをのせてうずら卵を落とす。

注意症状 嗅覚の変化、口内炎、胃の不快感、膨満感、下痢の症状がある場合は大根のナムルをやめ、ぜんまいをにんじんに変えるとよい。摂食困難の場合は野菜を小さく刻む。飲込困難の場合、かたい具を避けるか、細かく刻んで汁物などといっしょに食べる。まぐろやうずら卵が生のため白血球減少時は避ける。

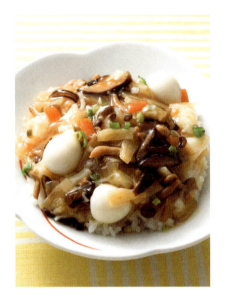

中華丼の具とほたて缶で
お手軽中華丼
市販品を使えば、いろいろな種類の野菜が少しずつでもとれて、とろみをつける手間いらず。うまみ不足をほたて缶で補いました。

● **材料と作り方**

耐熱容器に、レトルトの中華丼の具1人分と、ほたての水煮缶小1缶を入れ、電子レンジで温める。どんぶりに盛ったごはんにのせ、あれば万能ねぎの小口切りを散らす。

注意症状 吐き気や嗅覚の変化があると、においを不快に感じる心配がある。摂食困難や飲込困難の場合は具を刻む。

レトルトの中華丼は、野菜が5〜6種類に、うずら卵の水煮も入っており、うす味な点でも使いやすい。

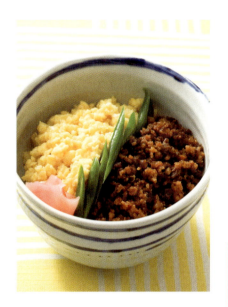

鶏そぼろで
三色そぼろ丼
しっかり煮つめないと、においが残りやすい鶏そぼろは、市販食品に任せます。いり卵と青みの野菜を手作りにすれば、わが家の味です。

● **材料と作り方**

なべに卵1個、みりん小さじ2、塩・うす口しょうゆ各少量を混ぜていり卵を作る。さやいんげんはゆでて斜め切りにする。ごはんをどんぶりに盛って、以上と市販の鶏そぼろを彩りよくのせ、好みで甘酢しょうがを少量を添える。

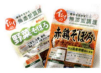

調理メモ 鶏そぼろは缶詰め、レトルト、冷凍と幅広い商品がある。さやいんげんの代わりに、写真のような野菜そぼろを使えばさらに手軽。

注意症状 嗅覚の変化、口内炎がある場合は症状によりさまして食べたり、味つけなどで調整する。摂食困難や飲込困難のある場合は、ごはんのかたさや具を食べやすく調整する。

主食 [米]

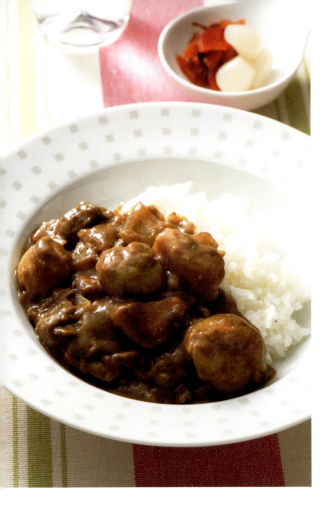

ビーフカレー

はっきりとした味と独特の香りは食欲不振を吹き飛ばすパワー満点。バリエーションが広いので症状に応じてくふうしましょう。

調理時間 30分

1人分	492kcal
たんぱく質	13.1g
塩分	2.2g

 味覚変化

 膨満感　下痢　摂食困難

刺激が強いので、あまり適さないが、甘口を使ったり、乳製品を加えたりする。また具を小さく切るなど、食べやすいくふうするとよい。

 口内炎　胃不快感　飲込困難

刺激が強いので適さない。

材料（1人分）

温かいごはん	150g
牛薄切り肉	30g
じゃが芋	50g
にんじん・玉ねぎ	各30g
マッシュルーム	2個
油	小さじ1
水	1カップ
カレールー	20g

1 牛肉は3cm長さに切る。じゃが芋とにんじんは小さめの乱切りにし、玉ねぎはざく切りにする。マッシュルームは軸を除く。

2 なべに油を熱して牛肉をいため、色が変わるまでいためる。じゃが芋、にんじん、玉ねぎを加えてつやよくいため、水を加える。煮立ったら火を弱めてアクをすくい、15分煮る。

3 マッシュルームを加えてさらに5分煮、火を止めてルーを加えてとかす。再び火にかけてさらに5分煮る。

4 器にごはんを盛って3をかける。

調理メモ カレーは多めに作って冷凍しても。じゃが芋は冷凍するとでんぷんが劣化するので、とり出しておくほうが無難。また、市販のレトルトカレーを活用してもOK。玉ねぎを薄く切って油でよくいため、レトルトカレーと合わせて好きな味に仕上げると、よりまろやかな味わいに。

カレーのバリエ

市販品を上手に活用！

市販のハンバーグで 即席キーマカレー

ひき肉で作るキーマカレーを市販のハンバーグで手軽に作ります。ハンバーグ味がベースなので、マイルドなおいしさです。

2人分で、冷凍ハンバーグ1個を温めて細かくほぐし、添付のソースとともに耐熱容器に入れる。無塩トマトジュース大さじ4、スキムミルク大さじ2、カレー粉・めんつゆ・クミンを少量ずつ加えてよく混ぜ、電子レンジで温める。温かいごはんにパセリのみじん切り少々を混ぜて器に盛り、カレーをかけて好みの薬味を添える。

注意症状 口内炎、胃の不快感、膨満感、下痢、飲込困難の症状があるときは刺激が強いので適さないが、くふうとしてはカレー粉を控える。

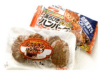

冷凍ハンバーグに添付されているデミグラスソースやトマトソースも活用する。

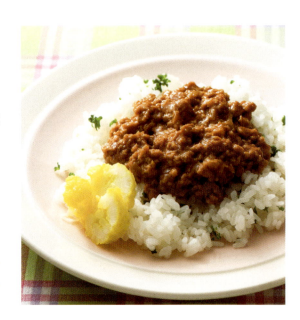

鶏雑煮

もちは消化がよく、エネルギー補給に絶好です。お雑煮はわが家風がいちばんですが、さっぱり味のおすすめレシピを紹介します。

調理時間 **40**分

1人分	186kcal
たんぱく質	7.1g
塩分	1.2g

材料（1人分）
- 切りもち ……………………… 1切れ（50g）
- 鶏胸肉（皮なし）……………………… 20g
- 大根・白菜・里芋 ……………………… 各20g
- 水菜 ……………………… 10g
- だし ……………………… 1カップ
- 酒・うす口しょうゆ ……………………… 各小さじ1

味覚変化	いろいろな具材の味が混じったすまし味を不快に感じることがあるので、注意する。
嗅覚変化	温かいときのにおいが不快感をもよおすので、さまして食卓に。
摂食困難 飲込困難	もちがかみ切れなかったり、のどにつかえる心配があるので、小さくちぎって口に入れる。

1 鶏肉は一口大に切る。大根はいちょう切り、白菜は短冊切り、里芋は皮をむいて1口大に切り、水菜は3cm長さに切る。

2 鶏肉は沸騰湯でさっとゆでて臭みをとる。大根と里芋もそれぞれ下ゆでする。

3 なべにだしと酒、しょうゆを合わせて煮立て、2を加える。煮立ったら火を弱めてアクをすくい、具に火が通るまで煮る。

4 もちは食べよい大きさに切ってこんがりと焼き、3に入れて水菜を加え、ひと煮立ちさせる。

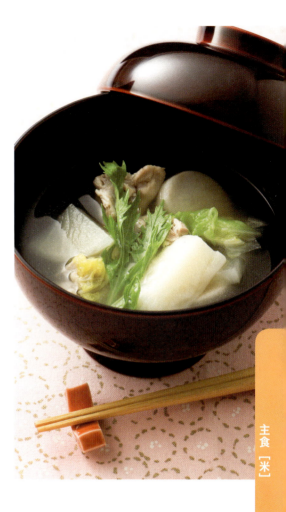

主食［米］

雑煮のバリエ

ひと手間調理でのど越しよく

なめこおろし雑煮
なめこのぬめりが粘膜を守り、大根おろしで消化がよく食べられます。

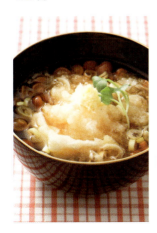

● 材料と作り方
めんつゆと水を温めてすまし汁を作り、焼いたもち、なめこの水煮、ねぎのみじん切り少量を加えてひと煮し、器に盛る。大根おろし30gと貝割れ菜少量をのせる。

注意症状 味覚や嗅覚に変化がある場合は、大根おろしやなめこのにおい、食感を不快に感じることがある。摂食困難や飲込困難の場合はもちを刻み、注意して食べる。

お茶漬け風雑煮
こんぶのうまみを利用するので、もちを焼いてお湯を注ぐだけでもできます。塩こんぶの代わりに梅干しを使ってもいいでしょう。

● 材料と作り方
器に、塩こんぶととろろこんぶ少量を入れて沸騰した湯を注ぐ。焼いたもちを加え、万能ねぎの薄切りを散らす。

注意症状 味覚や嗅覚の変化でこんぶの味や香りを不快に感じることもある。摂食困難や飲込困難の場合は、もちを小さく刻み、少しずつゆっくり食べること。

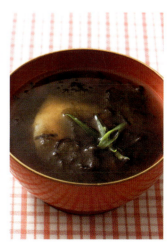

noodles

もりそば

さっぱり食べられ、めんの中で、そうめんとともに人気です。そばは栄養価の高さもめんの中ではいちばんなのも魅力です。

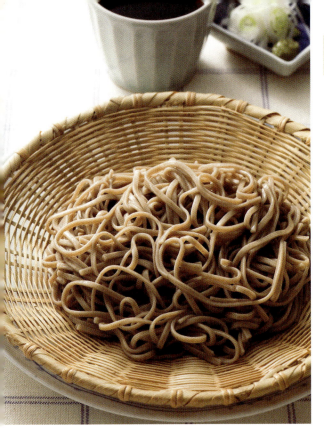

調理時間 15分

1人分　358kcal
たんぱく質　13.2g
塩分　1.9g
（たれ80%）

口内炎	たれが粘膜にしみるので、注意する。
胃不快感	そばは食物繊維が多く、すすって食べることもあって、消化があまりよくない。少量をゆっくり、よくかんで食べること。
下痢	
摂食困難	症状に応じて、やわらかくゆでたり短く切ったり、汁にとろみをつけるなど注意する。
飲込困難	

● 材料と作り方

そばは、ゆでそばのほうが口あたりがよいが、そば独特の香りと歯ごたえを楽しむには干しそばをゆでるほうがよい。生そばはあまり日もちしないので、賞味期限に注意する。

調理メモ　そばだれは、市販のめんつゆを使うと手軽。ストレートタイプが楽だが、濃縮タイプのほうがいたみにくく、保存がきく。

五味そば

そばを一口分ずつ盛り分けて、薬味や具をのせます。好きなものから食べるうちに、食欲がよみがえってくるかもしれません。

材料（1人分）
ゆでそば130g　めんつゆ（3倍希釈）大さじ2　水大さじ4

A	なめこの水煮	20g
	万能ねぎの小口切り	少量
B	長芋のすりおろし	20g
	あなごのかば焼き	5g
C	山菜の水煮	20g
	かにかまぼこ	5g
D	納豆	20g
	万能ねぎの小口切り	少量
E	大根おろし	15g
	うずら	卵1個

調理時間 30分

1人分　577kcal
たんぱく質　26.9g
塩分　3.5g
（たれ80%）

口内炎	たれの塩けがしみやすいので注意する。
胃不快感	そばは食物繊維が多く、すすって食べることもあって、消化があまりよくない。少量をゆっくり、よくかんで食べること。
下痢	
摂食困難　飲込困難	症状に応じてやわらかくゆでたり、短く切るなど調整する。

白血球減少	加熱しない具が多いので、避ける。

1 そばはたっぷりの熱湯でゆでて冷水にさらし、水けをきって器に盛る。
2 Bのあなごは細切りにする。
3 そばにA〜Dをそれぞれのせる。
4 めんつゆを水で割って、かける。

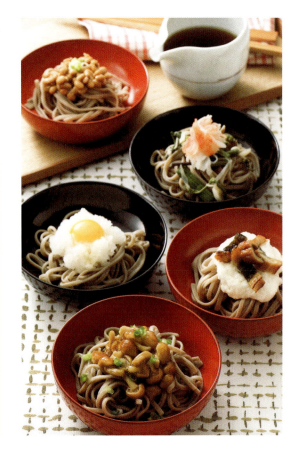

かけうどん

うどん好きな人にとってのいちばんのお助けメニューです。そばより消化がいいので、消化機能が低下しているときも安心です。

調理時間 **10**分

1人分	264kcal
たんぱく質	10.3g
塩分	3.1g

（つゆ60%）

● 材料と作り方

1人分でだし1½カップ、しょうゆ・みりん各大さじ1を合わせて温め、ゆでうどんを入れてひと煮立ちさせて器に盛り、かまぼことねぎの小口切りをのせる。

調理メモ 市販の冷凍うどんが便利！市販のゆでうどんも包装のまま冷凍可能。また、乾めんをゆでて残ったときは、水けをよくきって冷凍用の保存袋に入れて冷凍しておくと重宝する。

嗅覚変化	温かいつゆのにおいが不快感を促すことがある。その場合はざるうどんにするとよい。
口内炎	汁の濃さや温度によってしみるので注意。
摂食困難	太く歯ごたえがあり食べにくい場合は短く刻んでスプーンで食べるとよい。
飲込困難	場合により、汁にとろみをつけても食べやすい。

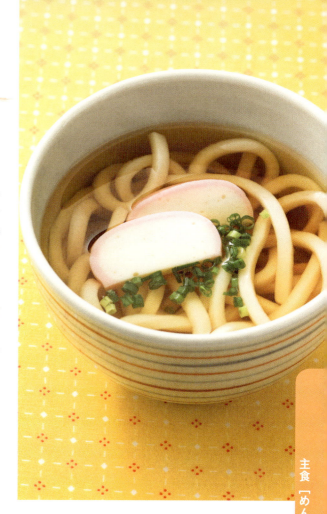

主食[めん]

うどんに プラスワン

するりと入る具でたんぱく質をプラスして

かきたまうどん

卵のやさしいうまみがうれしい一品です。卵を流すだけなので、食べやすさはかけうどんのまま。体調を見ながら、青菜などを加えましょう。

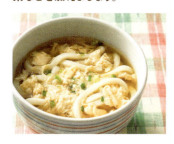

● 材料と作り方

かけうどんと同様にしてうどんをつゆで煮たところに、卵を割りほぐして流し、半熟状に仕上げ、小口切りにした万能ねぎを散らす。

注意症状 嗅覚変化があるときは、卵の煮えたにおいや汁のにおいを不快に感じる可能性がある。口内炎の場合、汁の濃さや温度でしみることがある。摂食困難や飲込困難の場合はうどんを短く切り、汁にとろみをつけると食べやすい。

冷や汁うどん

南九州の郷土料理をうどんで仕立ててみました。煮干しとごまの香ばしさに青じその香りが食欲をそそり、カルシウムも満点です。

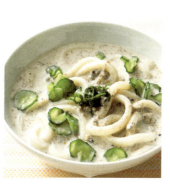

● 材料と作り方

1 煮干し20gはオーブンペーパーに広げて電子レンジで1分加熱し、フードプロセッサーで細かくする。すりごま20g、みそ小さじ1⅓、めんつゆ（3倍希釈）小さじ1、砂糖小さじ2/3、おろししょうがを少量を混ぜ、豆乳1カップでのばし、冷蔵庫で冷やす。

2 きゅうりの薄切りを塩もみにしてしんなりさせ、ゆでうどんとともに器に盛り、1をかけ、青じそのせん切りを散らす。

注意症状 口内炎の場合は汁の濃さでしみることがある。摂食困難や飲込困難の場合は、うどんを短く切り、きゅうりは除いたほうが食べやすい。

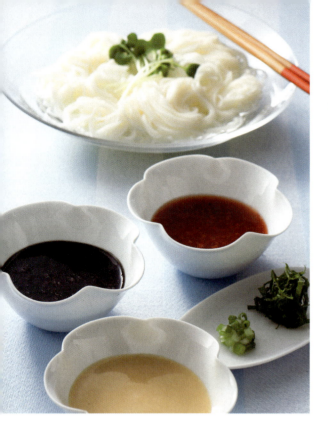

冷やしそうめん・たれ3種

するするとすするのがいちばんですが、しょうがやわさび抜きで飽きてきたら、たれを変えて。3種類から好みの味を選んで添えます。

 食欲不振　吐き気

口内炎：たれの濃さにより粘膜を刺激することがある。たれはうす味に調整して控えめにつける。脂肪の多いごまだれが比較的しみにくい。
摂食困難：めんを食べやすい長さに切る。

● 材料と作り方

そうめんに添えた写真のたれは手前から、白みそに砂糖と酢でアクセントをつけてだしでのばしたみそだれ、黒練りごまに黒すりごまと砂糖を混ぜ、だしでのばしたごまだれ、梅肉にしょうゆとみりんを混ぜ、だしでのばした梅肉だれ。青じそのせん切りや万能ねぎの小口切り、貝割れ菜の葉先などを薬味に添える。

> **お楽しみコラム**
> **そうめんと冷や麦の違いは？**
> 日本の小麦粉のめんは、太いほうから、きしめん、うどん、冷や麦、そうめん。そうめんはめんの表面に植物油を塗って細く引き伸ばす手延べ式が多く、独特の食感が楽しめます。

材料 (1人分)
中華生めん100g　鶏胸肉（皮なし）70g　酒大さじ1
A［卵1/2個分(25g)　みりん小さじ1　粉末だしのもと少量］
きゅうり50g　ボイルえび30g
■たれ
- しょうゆ・酢・みそ……各小さじ2
- 練りごま・白すりごま…各小さじ2
- 砂糖・みじんねぎ……各大さじ1
- おろししょうが………小さじ1/2
- おろしにんにく………小さじ1/3

バンバンジーめん

中華めんの料理に、蒸し鶏と夏野菜をのせてごまだれで食べます。
中華めんの代わりに、そうめんやうどんを使っても。

 調理時間 30分　1人分 664kcal　たんぱく質 37.5g　塩分 4.8g

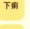
口内炎／下痢：たれの香辛料が刺激を与える心配があるので、少量をめんつゆでのばすとよい。
摂食困難／飲込困難：きゅうりはトマトの薄切りに、蒸し鶏、えびは小さく刻むか、かに缶などに変える。

1　鶏肉は小なべに入れて酒をふって酒蒸しにし、手で細く裂いて蒸し汁につけたままさます。
2　Aを合わせてフッ素樹脂加工のフライパンに薄く流して焼き、あら熱がとれたら細く切り、錦糸卵を作る。
3　きゅうりはせん切りにする。
4　めんはゆで、水にとって水けをきり、器に盛る。1〜3、殻をむいて切り目を入れたえびをのせる。
5　たれの材料を混ぜ合わせて1の蒸し汁を加えてのばし、4にかける。

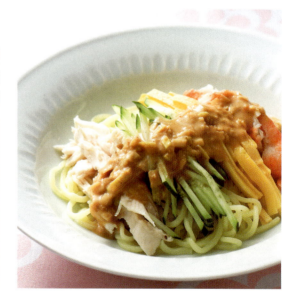

にゅうめん

夏の残りのそうめんを寒い季節に食べきるための節約料理ですが、食べやすく消化がよく、体を冷やす心配もありません。

嗅覚変化	においが気になる場合はさまして食べるが、めんがのびてもおいしい。
口内炎	つゆがしみるようならさらにうす味にする。
摂食困難 / 飲込困難	めんや具を食べやすく切る。汁に少しとろみをつけても食べやすい。

材料（1人分）

- そうめん……50g
- ほうれん草……10g
- かまぼこ……2切れ
- 生わかめ……10g
- A［だし……4/5カップ / しょうゆ・みりん……各小さじ1］

1 そうめんは熱湯でゆでて水にとって洗い、水けをきる。
2 なべにAを煮立てて、そうめんを入れてひと煮立ちする。
3 ゆでたほうれん草、かまぼこの薄切り、生わかめをのせる。

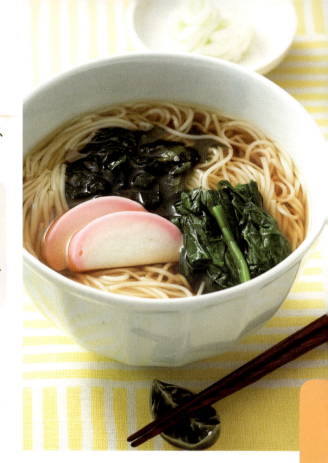

なすの煮ぞうめん

北陸の暑気払いのおそうざいとして伝わる一品です。めんになす紺がしみるまでおいて冷やしますが、温かいままでもおいしくいただけます。

材料（1人分）

- そうめん……50g
- なす……1個
- A［だし……1カップ / みりん・しょうゆ……各大さじ1/2 / 砂糖……小さじ1］
- B［だし……3/4カップ / しょうゆ・みりん……各大さじ1/2］
- おろししょうが……小さじ1
- 万能ねぎ……4cm

1 なすは縦2つ割りにし、斜めに細かく切り目を入れ、長さを3つに切る。
2 なべにAを煮立ててなすを入れ、弱火でやわらかくなるまで煮て、そのままさます。
3 そうめんは熱湯でゆでて冷水にとって洗い、水けをきる。
4 別のなべにBとなすの煮汁を合わせて煮立て、そうめんを入れて火を止め、そのままさます。
5 そうめんをつゆごと器に盛り、なすをのせ、2つに切った万能ねぎとおろししょうがをのせる。

調理時間 40分

1人分	249kcal
たんぱく質	7.8g
塩分	2.4g

（つゆ60%）

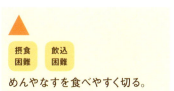

摂食困難 / 飲込困難
めんやなすを食べやすく切る。

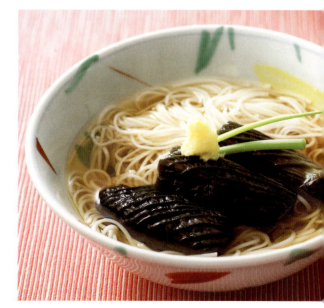

主食［めん］

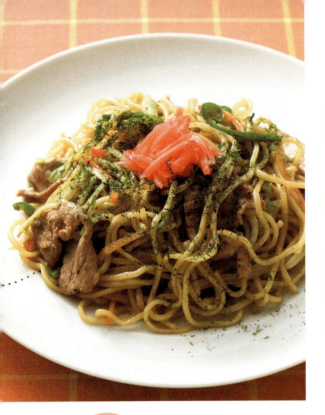

ソース焼きそば

油の香ばしさとソースの香りがかもし出す独特の味が食欲をそそります。油っこくなりすぎないよう注意しましょう。

調理時間	1人分	573kcal
25分	たんぱく質	20.5g
	塩分	2.9g

材料（1人分）

蒸し中華めん	150g
豚薄切り肉	50g
にんじん・玉ねぎ・ピーマン	各15g
キャベツ・もやし	各40g
油	大さじ1
A[中濃ソース	大さじ1½
かき油	小さじ1/2
青のり、紅しょうが	各適量

膨満感　下痢
油と香辛料が症状を強める心配があるのでよくかんで控えめに。
摂食困難　飲込困難
めんや具を食べやすく切る。

口内炎　ソースの香辛料やめん・具が粘膜を刺激する。
胃不快感　油・香辛料・中華めんが症状を強める心配がある。

1 豚肉は一口大に切る。野菜はいずれも細く切る。
2 フライパンに油を熱して豚肉をいため、色が変わったら野菜をかたいものから順に加えていためる。最後にもやしとほぐしためんを加えていため合わせ、Aで調味する。
3 器に盛って青のりと紅しょうがを添える。

調理メモ 香辛料を控えたいときはAの中濃ソースを減らしてしょうゆを足すとよい。蒸し麺も水を入れて蒸すものと蒸すことの説明がないものとがある。注意書きのあるものは蒸さないとかたい食感になりおいしくない。

ラーメンのスープは残しましょう

うまみと油のこくの絶妙なバランスにひかれ、ついつい飲み干してしまいがちなラーメンのスープは、全部飲み干すと、具の分も合わせて塩分が5g近くにもなります。めんといっしょにするだけにすれば半分以下ですみます。

ラーメン

消化器症状を促しそうですが、逆に濃厚な味とつるつるとのどを通る食べやすさで人気です。せめて、スープは残して！

 味覚変化

● **材料と作り方**

中華生めんをゆでて器に盛り、市販のチャーシュー、煮卵、めんま、ゆでたほうれん草とわかめをのせ、添付のスープのもとで作ったスープを注ぐ。ねぎの小口切りを薬味にする。

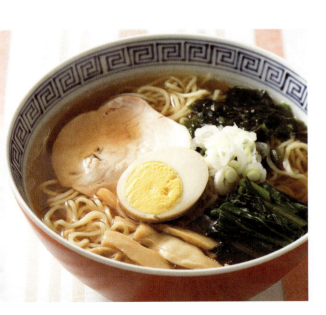

膨満感　下痢
濃い塩味と油っこさ、香辛料が症状を強める心配があるので、様子を見ながら食べること。
摂食困難　飲込困難
めんや具を食べやすく切る。

口内炎　胃不快感
濃い味つけと香辛料、具などが症状を強める心配がある。

煮卵は和風のめんにのせてもおいしく、常備すると重宝な食品の一つ。

五目冷やし中華そば

甘酸っぱさが食欲をそそり、さっぱり食べられます。具だくさんがおいしいので、栄養のバランスもとれます。

| 膨満感 | 下痢 |

中華めんは消化があまりよくないので、よくかんで食べる。

| 摂食困難 | 飲込困難 |

めんや具を食べやすく切る。

| 白血球減少 |

ハムは熱湯にくぐらせてから使う。

| 口内炎 |

たれの濃さや酸味がしみたり、めんや具が粘膜を刺激する。

| 胃不快感 |

中華めんや一部の具の消化があまりよくないので、症状を強める心配がある。

● 材料と作り方

中華生めんはゆでて水にとって洗い、水けをきって器に盛る。ハム、錦糸卵、きゅうりのせん切り、わかめ、ゆでもやし、市販のめんまをのせ、添付のたれをかける。

調理メモ 錦糸卵は卵1/2個にだしのもと少量とみりん小さじ1を混ぜてフッ素樹脂加工のフライパンに流して薄焼きにし、細く切る。たれは手作りにする場合は、鶏がらスープのもと1gを熱湯1/4カップでといてさまし、しょうゆ小さじ2½、酢小さじ2、砂糖大さじ1/2、かき油小さじ1、みそ小さじ1/3、ごま油小さじ1/2、ときがらし少量を混ぜる。

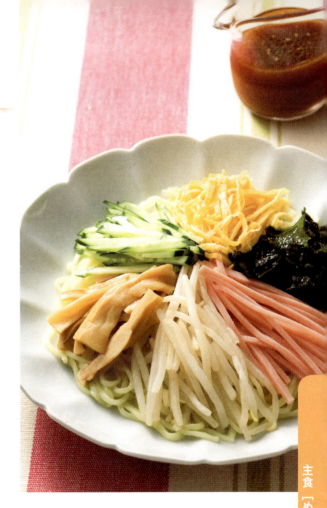

主食［めん］

冷やし中華のバリエ

市販の肉団子で手軽に

ひき肉をポロポロにいためて調味料をなじませる手間を肉団子に任せたので、混ぜるだけでソースができます。

ジャージャーめん

1人分で中国風肉団子90gを温め、スープ大さじ1〜2とかき油少量を加えてフォークの先で細かくほぐす。これに、ねぎとしょうがのみじん切り、おろしにんにく、ごま油を混ぜ、ゆでた中華冷やしめんにかける。きゅうりの細切りとミニトマトを飾って。

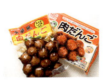

中国風肉団子は甘酢味もあるが、ジャージャーめんにはしょうゆ味タイプが合う。

注意症状 口内炎があるとき、胃腸の症状があるときは注意する。摂食困難や飲込困難がある場合は食べやすく刻むなどくふうする。

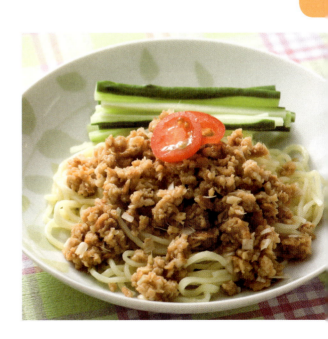

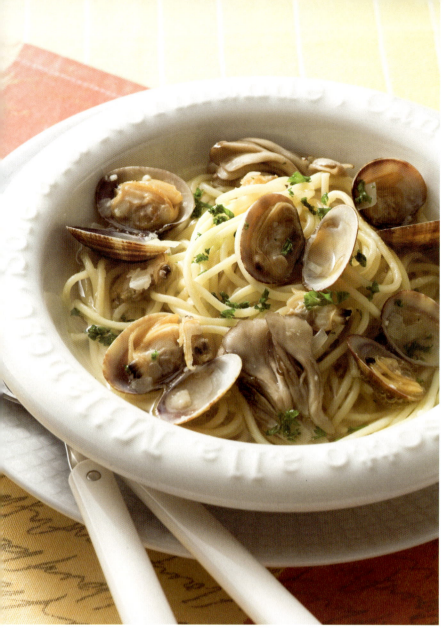

pasta
あさりのスパゲッティ

最もさっぱり食べられるパスタメニューです。パスタのゆで加減は体調に合わせて調整しましょう。

材料 (1人分)
スパゲッティ	60g
あさり (殻つき)	200g
玉ねぎ	50g
まいたけ	50g
にんにくのみじん切り	小さじ1
油	大さじ1
白ワイン	大さじ2
A チキンブイヨン	小さじ1/3
熱湯	3/4カップ
パセリみじん切り	適量

1 あさりは砂抜きをしたのち、殻をよく洗う。
2 玉ねぎは薄切りにし、まいたけは石づきを除いて食べやすくほぐす。
3 フライパンに油とにんにくを入れて弱火にかけ、香りが立ったら玉ねぎを加えていため、あさりとワインを加えて蒸し煮する。
4 あさりは口が開いたらとり出し(蒸し汁は捨てない)、6個は殻つきのまま、残りは殻を除く。
5 スパゲッティはたっぷりの熱湯でゆでる。あさりの蒸し汁にAを加えて煮立て、まいたけとスパゲッティを入れてさっと煮からめ、最後にあさりを加える。

調理メモ あさりの代わりに、さらに消化がよく、ビタミンB群や亜鉛も豊富なかきを使ってもよい。むき身を使って、同じ手順でできる。

■ **もっと手軽に** あさりを殻から出したむき身を使えば、蒸し煮する時間が早い。身がふくらむまで1～2分でだいじょうぶ。

● **もっと手早く** スパゲッティは細いものに変えればゆで時間を短縮できる。

調理時間 **30**分
1人分　402kcal
たんぱく質　15.5g
塩分　3.0g

口内炎	めんや具、味つけがしみることがあるので注意。具やめんをやわらかくしたり、生クリームなどを加えてクリームスープにするのもよい。
摂食困難	スパゲッティをやわらかくゆで、あさりは水煮缶を使うとやわらかい。
飲込困難	食べやすく刻むとよい。

スパゲッティ・ナポリタン

50代以上なら青春の味でしょうか？　これぞニッポンの洋食の味。鮮やかな彩りといためたケチャップ味が食欲をそそります。

調理時間 **25**分

1人分	469kcal
たんぱく質	13.2g
塩分	2.2g

材料（1人分）

スパゲッティ	60g
ボンレスハム	1枚（20g）
玉ねぎ	40g
ピーマン	20g
マッシュルームの水煮缶（スライス）	30g
油	大さじ1⅓
トマトケチャップ	大さじ2⅓
塩、こしょう	各少量

味覚変化　嗅覚変化
トマト味に不快感を感じることがある。

口内炎
めんや具、味つけがしみることがあるので、具を刻んだり、味つけを調整する。

摂食困難　飲込困難
スパゲッティをやわらかくゆで、具とともに短く切るとよい。市販の缶詰やレトルトを利用すると便利。

1 ハムと玉ねぎは色紙切りにする。ピーマンは薄い輪切りにする。
2 スパゲッティは熱湯に塩（分量外）を加えてゆで、ざるにとって湯をきる。
3 フライパンに油を熱し、玉ねぎ、ピーマン、ハムの順にいためる。玉ねぎがしんなりしたらスパゲッティ、マッシュルームを加えていため、ケチャップと塩、こしょうで調味する。

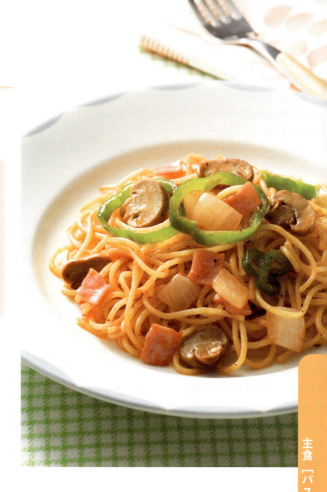

たらこスパゲッティ

これもニッポン生まれのパスタメニュー。胃腸の調子に問題がない人は明太子を使って同様に作ってもけっこうです。

材料（1人分）

スパゲッティ	60g
油	小さじ2
レモンの搾り汁	小さじ1/3
しょうゆ	少量
たらこ（生食用）	60g
青じそのせん切り	少量

1 たらこは薄皮を除いてボールに入れ、油、レモン汁、しょうゆを加えて混ぜ、ソースを作る。
2 スパゲッティはたっぷりの沸騰湯でゆで、ざるにあげて水けをきり、1に入れて手早く混ぜる。
3 器に盛り、青じそを散らす。

★**味を変えて**　青じその代わりに刻みのりでも、また、両方でもおいしい。

調理時間 **25**分

1人分	378kcal
たんぱく質	10.6g
塩分	4.1g

味覚変化　嗅覚変化
たらこに金属味を感じることがあるので注意する。

口内炎
めんのかたさや味つけが刺激になることがあるので調整する。

摂食困難　飲込困難
スパゲッティをやわらかくゆでて短く切る。

白血球減少
たらこを加熱しないので避ける。

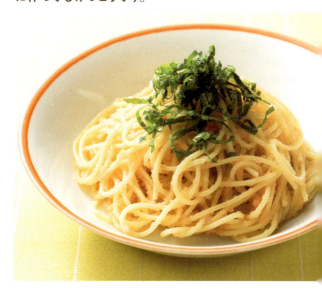

主食［パスタ］

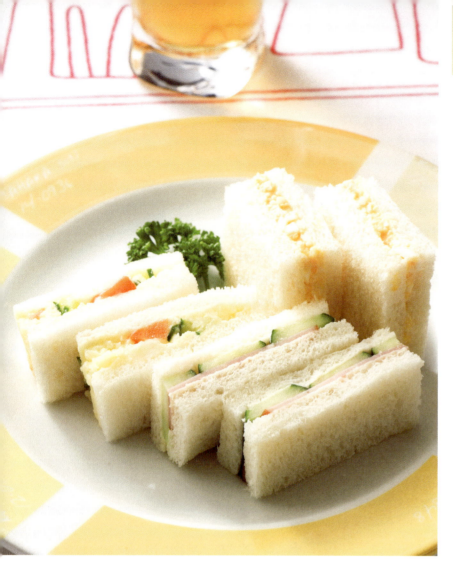

bread

ミックスサンドイッチ

ふんわり口あたりよく、気軽につまめるので、作っておくと便利です。いろいろな栄養がとれるよう、具をくふうしましょう。

材料（1人分）

サンドイッチ用食パン (12枚切り)		3枚
バター		大さじ1
A	かたゆで卵	1/2個
	マヨネーズ	小さじ2弱
B	じゃが芋	25g
	きゅうり	10g
	にんじん	5g
	マヨネーズ	大さじ1
	塩・こしょう	各少量
C	ハム	10g
	きゅうり	10g
	マヨネーズ	小さじ1
パセリ		少量

1 バターは室温においておく。

2 Aのゆで卵はフォークの先でみじんにつぶし、マヨネーズであえる。

3 Bのじゃが芋とにんじんはそれぞれラップに包んで電子レンジで20～30秒加熱する。じゃが芋は皮をむいて熱いうちにフォークでつぶす。にんじんは薄いいちょう形に切る。

4 Bのきゅうりは薄切りにして塩少々（分量外）をふって水けを絞る。

5 3と4をボールに合わせて、マヨネーズと塩、こしょうであえる。

6 食パンは1枚を半分に切ってそれぞれ片面にバターを塗る。

7 食パン1切れにCのハムをのせ、きゅうりを薄く切って一面に並べ、マヨネーズを塗る。残りの食パンにそれぞれ2と5をのせる。

8 残り3切れの食パンを7にそれぞれ重ね、全部を1つに重ねてラップをかぶせ、皿1枚くらいを重石にして15分以上おく。

9 食パンと具がなじんだら1切れをさらに半分に切って器に盛り、パセリを添える。

調理時間 **60**分　1人分　485kcal　たんぱく質 11.9g　塩分 2.4g

味覚変化	トマトやチーズ、ツナなどを不快に感じることがあるので、注意する。
口内炎	生野菜、からしが刺激となることがあるので、材料には注意する。水分と共にとる。
摂食困難	きゅうりは皮をむいて使い、一口サイズに切る。
飲込困難	パンがはりついたり、飲み込みにくい場合があるので、よくかんで、水分などといっしょにとるとよい。
白血球減少	具や調理する手や器具の衛生に注意する。ハムも熱湯をくぐらせてから使うと安全。

サンドイッチ用食パンは焼いた翌日使いましょう

食パンはかたまりで焼くので、焼きたては水分が充分に蒸発していません。トーストにすると水分が抜けますが、サンドイッチにすると逆に、具の水分を吸ってべたっと口あたりがよくありません。焼いた翌日まで待って使いましょう。適度に水分が抜けているので、具の水分を吸ってちょうどよいしっとり感になります。

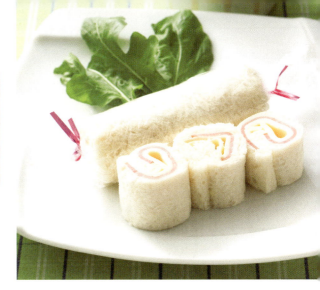

ロールサンドイッチ

食欲のないときでも気軽につまめるよう、小さく作っておきます。ラップに1切れずつ包んで冷蔵庫に入れておいては？

調理時間 25分	1人分	199kcal
	たんぱく質	9.4g
	塩分	1.4g

材料（1人分）
- サンドイッチ用食パン（12枚切り）……2枚
- バター……大さじ1/2
- ハム……1枚
- スライスチーズ……1枚
- ルッコラ（あれば）……適量

▲

味覚変化	ハムやチーズを不快に感じることがある。
口内炎	口いっぱいにならないよう小さく切り、水分と共にとる。
摂食困難	食べやすいサイズに切る。
飲込困難	パンがはりついたり、飲み込みにくい場合があるので、よくかんで、水分などといっしょにとるとよい。
白血球減少	具や調理する手や器具の衛生に注意する。ハムも熱湯をくぐらせてから使うと安全。

★**味を変えて** ジャムやピーナッツバター、チーズスプレッドなどを塗って巻くと、おやつ代わりにもなる。

1 バターは室温にもどしてやわらかくし、パンの片面に塗る。
2 ハムとスライスチーズはそれぞれ半分に切る。
3 ラップを広げてパンを1枚置き、ハムとチーズを1/2枚ずつ少しずらして重ね、手前からしっかり押さえながらラップでのり巻きの要領で巻く。もう1枚のパンも同様にする。
4 ラップをしたまま両端を絞り、形がなじむまで15分以上おく。
5 ラップごと一口大に切り、ラップをはずして器に盛り、あればルッコラを添える。

主食［パン］

菓子パン

なにも食べられない……と思っていたのにふと目に入ったら食べる気になった、食べられた、のが菓子パンです。好きなものを2～3種類選んでおきましょう。

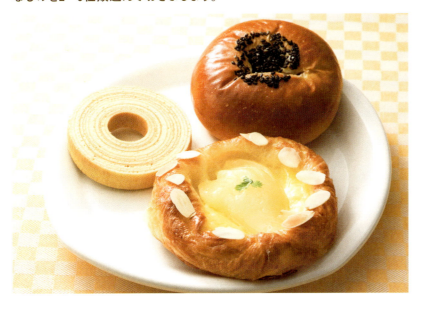

◎ 嗅覚変化

▲

口内炎 摂食困難	一口大に切って食べること。デニッシュのトッピングのドライフルーツ、ナッツなどに注意する。
胃不快感 下痢	甘味の強いもの、脂肪の多いドーナッツやデニッシュなどは、消化がよくないので注意する。
飲込困難	パンがはりついたり、飲み込みにくい場合があるので、よくかんで、水分などといっしょにとるとよい。
白血球減少	加熱後にトッピングされたカスタードのパンや店頭にそのまま陳列されたパンは避ける。

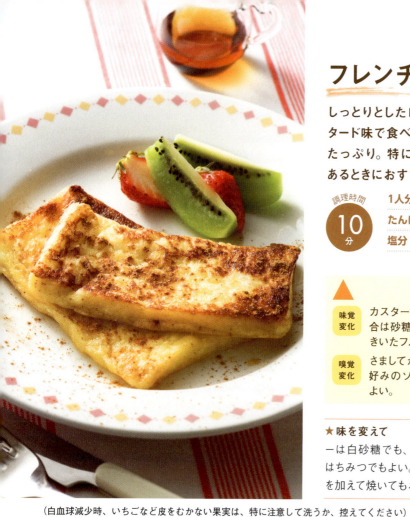

フレンチトースト

しっとりとした口あたりとカスタード味で食べやすく、栄養もたっぷり。特に消化器症状があるときにおすすめです。

調理時間 10分
1人分 245kcal
たんぱく質 7.5g
塩分 0.8g

材料 (1人分)
食パン (8枚切り)･････････1枚
卵･････････････････････1/4個
牛乳･･･････････････････大さじ2
砂糖･･･････････････････大さじ1/2
バター･････････････････小さじ1
シナモンシュガー･････････少量
いちご･････････････････1粒
キーウイフルーツ･････････1/4個

味覚変化　カスタード味が不快な場合は砂糖を控え、酸味のきいたフルーツソースで。

嗅覚変化　さましてから食卓に出し、好みのソースをかけるとよい。

★味を変えて　シナモンシュガーは白砂糖でも、ココアやジャム、はちみつでもよい。卵液にコーヒーを加えて焼いてもおいしい。

1 食パンの耳は切り落とし、バットなどの底の平らな容器に入れる。
2 卵、牛乳、砂糖を混ぜ合わせて1に流し、ときどき上下を返して、汁けがパンに全部しみこむまでおく。
3 フライパンを熱してバターをとかし、2のパンを入れて両面を香ばしく焼く。
4 食べやすく切って器に盛り、シナモンシュガーをふる。いちごとキウイを食べやすく切って添える。

調理メモ　パンの乾燥度によっては卵液が足りなくなるので、牛乳は大さじ3くらいまで入れてもよい。

(白血球減少時、いちごなど皮をむかない果実は、特に注意して洗うか、控えてください)

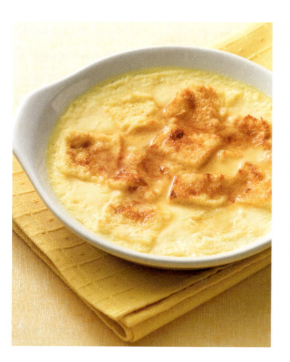

パンプディング

フレンチトーストの卵液を増やして蒸し焼きにして、焼いた香ばしさを加えます。さめてもおいしく、作りおきもできます。

材料 (1人分)
食パン･････････････････1枚
卵･････････････････････1/2個
牛乳･･･････････････････1/2カップ
砂糖･･･････････････････大さじ1/2

味覚変化　嗅覚変化

冷やして甘酸っぱいフルーツソースをかけると食べやすくなる。

★味を変えて　はちみつやメープルシロップ、フルーツソースをかけて。

1 食パンの耳は切り落とし、小さく切って耐熱皿に並べる。
2 卵、牛乳、砂糖を混ぜ合わせて1にまわしかける。
3 オーブン皿にのせ、容器の7分目の高さまで湯を張り、140度に熱したオーブンで約20分蒸し焼きにする。

パンがゆ

のど越しのよさは米のおかゆ以上。牛乳が粘膜を守るので胃にやさしい点でもおすすめ。電子レンジであっという間にできます。

材料（1人分）
- 食パン（耳を落として）……… 40g
- 牛乳 …………………… 1カップ
- チキンブイヨン ………… 1/6個
- パセリのみじん切り ……… 適量

1 食パンは1cm角に切る。
2 耐熱容器にパンとブイヨン、牛乳を入れて混ぜ合わせ、ラップをしないで電子レンジで2分30秒～3分加熱する。
3 パセリを散らして食卓へ出す。

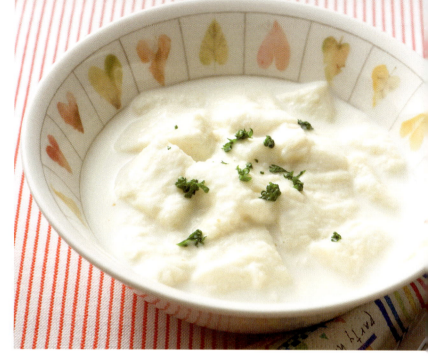

調理時間 5分 ／ 1人分 246kcal ／ たんぱく質 10.6g ／ 塩分 1.2g

味覚変化 牛乳とパンの甘味が気になるときは、コーヒーを加えても。

嗅覚変化 温めた牛乳のにおいが苦手な場合は、バリエーションメニューを試してみるのも手。

主食［パン］

パンがゆのバリエ

彩りと栄養をいっしょにプラスして

ピザ風パンがゆ

トマトジュースで煮てチーズをとかすと、まさにピザの味。イタリアンが好きな人におすすめ。

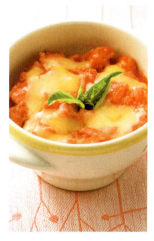

耐熱容器に、食パン40gの角切り、ハムのみじん切り20g、無塩トマトジュース1カップ、チキンブイヨン・砂糖各少量、粉チーズ大さじ1を入れ、ラップなしで電子レンジで2分加熱する。ピザ用チーズ20gをのせてさらに30秒加熱し、あればバジルを飾る。

注意症状 味覚や嗅覚の変化でトマト味が不快に感じる場合がある。

抹茶風味のパンがゆ

抹茶と相性のよいあずきあんで甘味を加えます。冷やしてもおいしいので、おやつ代わりにどうぞ。

食パン40gは耳を落として、フードプロセッサーかフォークの先で細かくする。耐熱容器に入れ、牛乳1カップと抹茶小さじ1/2、砂糖大さじ1を混ぜ、ラップなしで電子レンジで3分加熱する。ゆであずき大さじ1をのせる。

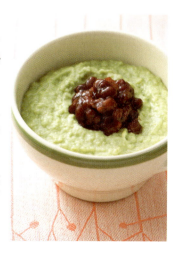

注意症状 味覚や嗅覚の変化で、甘味をくどく感じる場合がある。

cereal

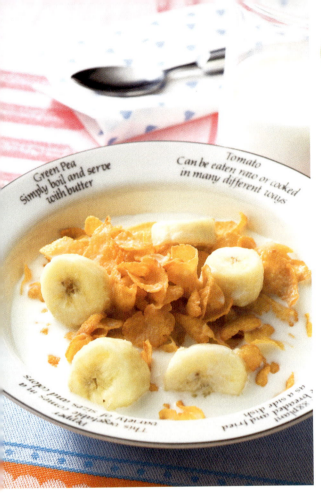

バナナフレーク

アメリカンスタイルの朝食の定番ですが、ともかく手軽に、さっぱり食べられて、意外に栄養価が高いのも魅力です。

調理時間 5分

1人分	294kcal
たんぱく質	7.4g
塩分	1.2g

材料（1人分）
- コーンフレーク……50g
- バナナ……20g
- グラニュー糖……小さじ1強
- 牛乳……1/2カップ

▲ **味覚変化** 甘味を加えないほうが食べやすいこともある。

口内炎 摂食困難 飲込困難 コーンフレークスがかたいまま口に触れないよう、牛乳に浸してしんなりさせてから食べる。

下痢 冷たい牛乳が症状を促すことがあるので、ゆっくり少量ずつ食べたり、牛乳を温めてもOK。

1. バナナは薄い輪切りにする。
2. 器にコーンフレークとバナナを入れ、シュガーをかけて牛乳を注ぐ。

★ **味を変えて** 砂糖衣をまぶしたコーンフロストを利用するとよい。

調理メモ グラニュー糖のざらつきが気になるようなら、フロストシュガーを使うか、はちみつをかけてもよい。

シリアルのバリエ

小麦や玄米のフレークを使って

小麦ふすまフレークのフルーツヨーグルトかけ

小麦ふすまや雑穀入りのフレークは、食物繊維とミネラルの宝庫。かたいので、ヨーグルトのまろやかさと果物のみずみずしさで包みます。

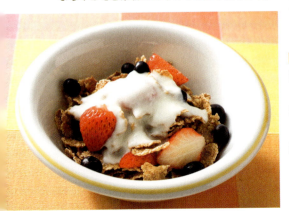

小麦ふすま入りシリアルを器に入れ、小さく切ったいちごとブルーベリーを加え、ヨーグルトとはちみつ少量をかける。

注意症状 口内炎や摂食困難、飲込困難がある場合は、小麦ふすま入りや雑穀入りはかたいので、粉砕して再形成されたシリアルにしたほうが食べやすい。白血球減少時は市販包装された殺菌のはちみつを使用し、いちごやブルーベリーは洗い方に注意するか、皮をむく果物に変える。

玄米フレークの月見そば風

玄米の風味にはしょうゆ味が似合います。温泉卵をのせると月見そばの気分。甘いものが苦手な人におすすめです。

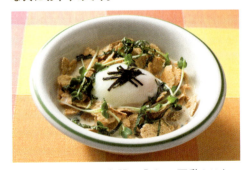

玄米フレーク40gを器に入れ、豆乳3/4カップとめんつゆ（3倍濃縮）小さじ2をかけ、温泉卵1個をのせる。白すりごま、貝割れ菜、青じそのせん切り、のりの細切りを薬味に添え、卵の黄身をくずしてからめて食べる。

注意症状 口内炎はめんつゆの味やフレークのかたさに、摂食困難、飲込困難は食べやすさ・かたさに注意。白血球減少時は温泉卵は避ける。

> お手軽メニュー

いろいろシートのお手軽ピザ

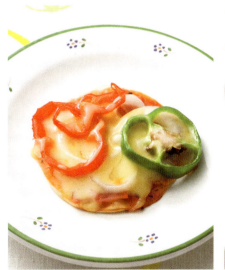

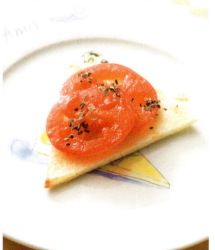

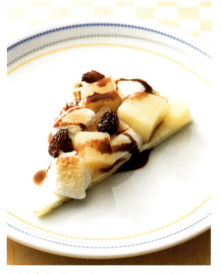

ギョーザ皮のピザ風

ピザを食べたいけれど、ピザ皮ではボリュームが多い…というときに。

ギョーザの皮は水をつけて2枚重ね、ピザソースを薄く塗る。ハムの細切り、玉ねぎの薄切り、ピーマンの輪切りをのせ、ピザ用チーズを散らしてオーブントースターで焼く。チーズがとけたらでき上がり。

注意症状 吐き気や嗅覚変化がある場合は、焼けるにおいに不快感を覚えることもある。口内炎や摂食困難、飲込困難があれば、小さく切って食べる。飲み物などといっしょにとるとよい。

ピザ皮のトマトトースト

ブルスケッタというイタリア風トーストをボリュームダウン。トマトの甘酸っぱさでさっぱり食べられます。

トマトは種を除いてうす塩をふり、出た水けをふいてオリーブ油とこしょう各少量をからめる。ピザ皮をオーブントースターで焼いて、パリッとしたらにんにくの切り口をすりつけて香りを移し、トマトをのせ、乾燥バジルをふる。

注意症状 味覚変化からトマトの味に不快感を感じるようなら避ける。口内炎や摂食困難、飲込困難があれば、小さく切って食べる。飲み物などといっしょにとるとよい。

ピザ皮のマシュマロ焼き

りんごをのせてとけたマシュマロがソース代わり。香ばしさと元気をプラスして。

りんご50gを1.5cm角に切り、電子レンジで1分加熱する。ピザ皮1/6枚に好みのジャムを塗ってりんごをのせ、半分に切ったマシュマロ2個、くるみとレーズン各少量を散らし、オーブントースターでマシュマロがとけるまで焼く。チョコレートソースをかけて。

注意症状 吐き気や味覚・嗅覚の変化がある場合はしつこく感じることがある。口内炎や摂食困難、飲込困難があれば、小さく切って食べる。飲み物などといっしょにとるとよい。

主食[シリアル・粉]

お楽しみコラム

ピザはアラブとヨーロッパの架け橋!?

　ピザの原型は丸い平型のイタリアパン、フォカッチャだとされますが、その祖先はアラブのピタパン。発酵させたパン生地を横穴式の焼き釜で高温で短時間に焼いたもので、上下二層に分かれ、その間におかずを入れて食べます。

　パンは、発酵させない生地を直火で焼くチャパティに始まり、発酵させた生地を直火で焼くタンナワー、発酵生地を竪穴式焼き釜の側面に貼り付けて焼くナンへと進化し、ヨーロッパに至って、横穴式焼き釜の底に生地を置き、低温で長時間焼くことでふんわりと縦にふくらむパンが誕生しました。ピザはまさにアラブ型パンとヨーロッパ型パンをつなぐ存在。アラブ文化とヨーロッパ文化の架け橋となってきた南イタリアの歴史を体現しているといえます。

wheat flour

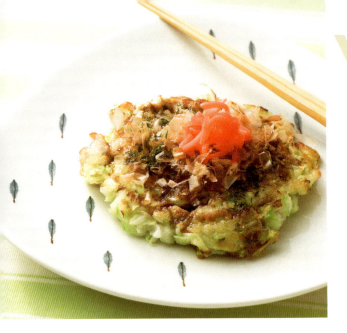

お好み焼き

いろいろなタイプがありますが、キャベツたっぷりに焼いてソース味で食べるシンプルな味がいちばん食べやすいでしょう。

口内炎 / 摂食困難	しょうがやソースの刺激に注意して、食べやすく小さく切る。
飲込困難	のどにはりついたり、つかえたりする心配が。よくかんで、汁物などといっしょにとる。
白血球減少	青のり、削りガツオ、紅しょうがなど保存状態に注意するか、混ぜていっしょに加熱する。

● 材料と作り方

小麦粉30gをだし大さじ3でとき、長芋10gのすりおろしを混ぜる。キャベツ50gのみじん切り、豚こま切れ30g、長ねぎの小口切り少量を混ぜる。油を引いたフライパンで両面を焼く。中濃ソースを適量塗り、青のりと削りガツオを散らし、紅しょうがを飾る。

チヂミ

韓国版お好み焼きはごま油の香りで食欲増進効果満点。辛味のにんにくとキムチを除いても効果はそう下がりません。

調理メモ キムチの量は好みで加減する。糸とうがらしは飾りとし、食べるときは除く。

調理時間 40分 / 1人分 425kcal / たんぱく質 14.0g / 塩分 2.8g

嗅覚変化	独特のにおいを不快に感じることがあるので注意する。
口内炎 / 胃不快感 / 下痢	キムチを除く。
飲込困難	のどにはりついたり、つかえたりする心配が。よくかんで、汁物などといっしょにとる。

材料(1人分)

牛薄切り肉	40g
A しょうゆ	小さじ1/3
A ごま油	小さじ1/2
キムチ	40g
にら・にんじん	各20g
じゃが芋	100g
小麦粉	大さじ1 1/3
白すりごま	小さじ1
しょうゆ	小さじ1/3
ごま油	大さじ1
B 長ねぎのみじん切り	小さじ2
B 白すりごま	小さじ1
B しょうゆ・みりん	各大さじ1
B 酢	小さじ1/2

1 牛肉は細切りにし、Aをからめる。
2 キムチは細切り、にらは3cm長さに切る。にんじんは細切りにし、ラップに包んで電子レンジで20秒加熱する。
3 じゃが芋は皮をむいてすりおろし、小麦粉とごまをふり入れてさっくり混ぜ、1と2、しょうゆを加える。
4 ごま油を引いたフライパンに1/4量ずつ流し、両面を香ばしく焼く。
5 器に盛って好みで糸とうがらしをのせ、Bを合わせたたれを添える。

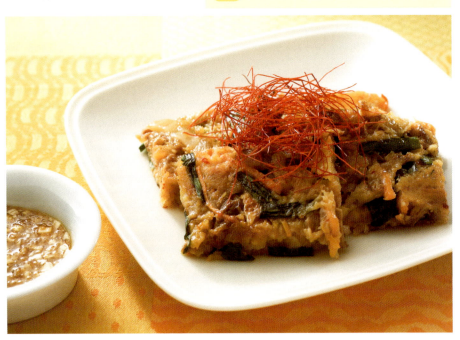

お手軽メニュー

ホットケーキミックスでスナック

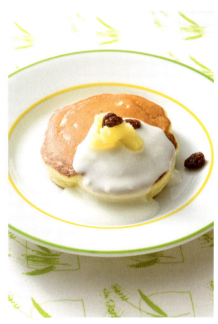

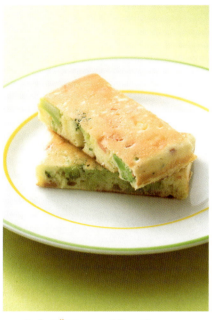

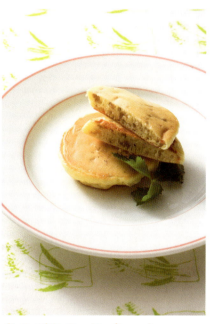

フルーツヨーグルト パンケーキ

ほどよい甘さとしっとりとした口あたりで食べやすく、手軽なのもなによりです。

ホットケーキミックスを牛乳でとき、とき卵少量と5mm角に切った缶詰めのパイナップル少量を加える。油を引いたフライパンに流して両面をきつね色に焼く。器に盛って好みのヨーグルトをかけ、食べやすく切ったパイナップル缶とレーズンを飾る。

調理メモ　卵は1人分ならうずら卵1個くらいがちょうどよい。

注意症状　口内炎があるときは、ヨーグルトをかけてしっとりしてから食べるとよい。飲込困難がある場合は、パンケーキがつかえたりする心配があるので、しっとりさせてから食べたり、飲み物といっしょに食べるとよい。白血球減少時は、ドライフルーツは避けるか加熱する。

ハムとブロッコリーの パンケーキ

ハムとチーズの塩味がブロッコリーの甘味を引き立て、栄養価も満点。朝食におすすめです。

ホットケーキミックスを牛乳でといてとき卵を加え、ゆでて粗みじんに切ったブロッコリー、みじん切りにしたハムとチーズを混ぜる。油を引いたフライパンに流して両面をきつね色に焼き、食べやすい大きさに切って器に盛る。

注意症状　焼きたてのにおいやチーズの味に不快感を感じることもあるので注意する。口内炎があるとパサパサして食べにくいので、少しずつ飲み物といっしょに食べるとよい。飲込困難がある場合は、パンケーキがつかえたりする心配があるので、しっとりさせてから食べたり、飲み物といっしょに食べるとよい。

きんぴらのパンケーキ

市販のきんぴらごぼうの濃いめの甘辛味がアクセントになり、和食党にも喜ばれるパンケーキになります。

ホットケーキミックスを牛乳でといてとき卵を加え、市販のきんぴらごぼうを細かく刻んで混ぜる。油を引いたフライパンに流し入れて両面をきつね色に焼く。食べやすい大きさに切って器に盛り、あれば三つ葉などを青みに飾る。

注意症状　消化器症状や摂食困難がある場合は、きんぴらごぼうを控える。飲込困難がある場合は、パンケーキがつかえたりする心配があるので、しっとりさせてから食べたり、飲み物といっしょに食べるとよい。

主食 ［シリアル・粉］

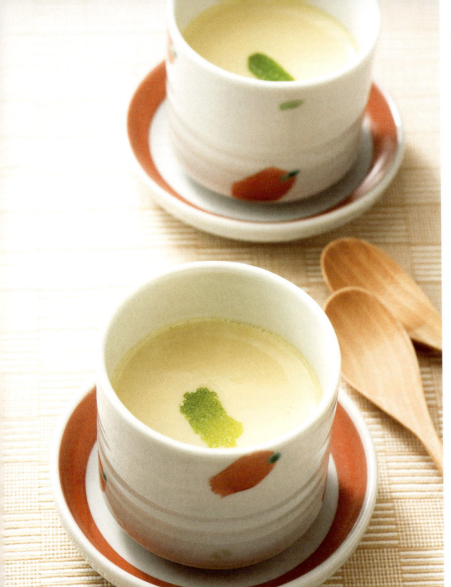

egg
茶わん蒸し

食べやすく、胃腸にもやさしく、たんぱく質満点。飲み込みやすく手軽にできるよう、具を思いきりシンプルにしました。

調理時間 **30分**

1人分	54kcal
たんぱく質	5.9g
塩分	1.3g

嗅覚変化 蒸したてのにおいは不快感を促すので、さまして食卓へ。

材料（1人分）

卵	1/2個分（25g）
A　だし	大さじ5
酒	小さじ1
しょうゆ	小さじ1/3
塩	少量（0.5g）
鶏ささ身	10g
酒・しょうゆ	各小さじ1/3

1 なべにAを合わせてひと煮立ちさせ、ボールに移してさます。

2 卵をといて1に混ぜ、こし器を通す。

3 ささ身は筋を除いて薄く斜めにそぎ切り、酒としょうゆをからめる。

4 器に3のささ身を入れ、2の卵液を静かに注ぎ、浮いた泡をつぶす。

5 蒸気の立った蒸し器に器を入れ、ふきんをかけてふたをし、強火で1～2分、その後弱火で約10分蒸す。竹串を刺し、すんだ汁が出ればでき上がり。あれば、ゆずの表皮をそいで飾る。

■ **もっと手軽に**　鶏ささ身の代わりにヒラメやタイ、タラなどの白身魚を使ってもよい。

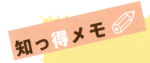

蒸し器がなくても茶わん蒸しを楽しむ法

　最近は蒸し器のない家庭が少なくないようです。でもだいじょうぶ、蒸し器がなくても、蒸し茶わんがすっぽり入る深なべがあれば蒸し物はできます。深さ7cm以上ある蒸し茶わんを選び、なべに並べて5cmくらいまで水を注ぎます。あとは蒸し器を使う要領ですが、決してグラグラ煮立てないこと。常に静かに湯げが出る程度の火加減にします。

　なお、電子レンジでもできますが、時間の調節がむずかしく、失敗することが多いので、あまりおすすめできません。

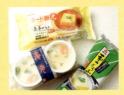

もっとも手軽に茶わん蒸しが楽しめる調理ずみ食品。卵豆腐とともにいろいろな種類があり、具のバリエーションも豊富。

小田巻き蒸し

大阪船場の問屋街のごちそうだった「苧環（おだまき＝麻糸を紡いだ玉）蒸し」がルーツだとか。主食も兼ねる一品です。

材料（1人分）
ゆでうどん	50g
■卵液	
卵	1/2個
だし	1/2カップ
うす口しょうゆ	小さじ1/2
みりん	小さじ1/2
鶏ささ身	10g
C　しょうゆ、酒	各小さじ1/3
ボイルえび（むき身）	2尾
糸三つ葉	適量

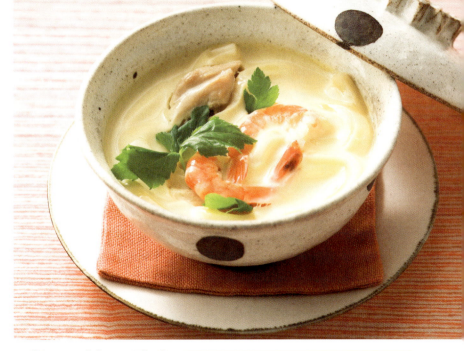

1 卵液は茶わん蒸し（78ページ）の1〜2と同様に作る。ささ身は筋を除いて薄くそぎ切り、Cをからめる。

2 器にうどん、ささ身、えびを入れ、卵液を注ぐ。

3 蒸気の立った蒸し器に入れ、弱火で10分蒸す。蒸し上がりにざく切りにした糸三つ葉をあしらう。

調理時間 20分　1人分 147kcal　たんぱく質 14.8g　塩分 1.4g

嗅覚変化　さましてから食卓へ。

卵豆腐の冷やしあんかけ

卵豆腐は調理の器具も手間もかかるので、市販品が便利です。とろみのある食材を利用すればあんかけ料理もひと手間で。

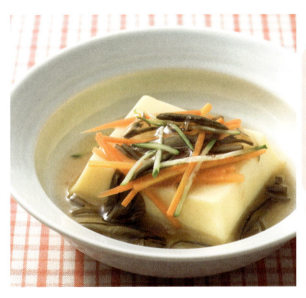

材料（1人分）
卵豆腐	1個
にんじん	10g
きゅうり	10g
じゅんさい（水煮）	40g
みりん	小さじ1/2
A　うす口しょうゆ	小さじ1/6
和風だしのもと	少量

1 にんじんはせん切りにし、ラップで包んで、電子レンジで10秒加熱してからさましておく。

2 きゅうりのせん切りと、じゅんさいを合わせ、Aを混ぜ合わせて冷やし、卵豆腐にかける。

調理メモ 市販の茶わん蒸しを使って冷やしあんかけにしてもよいが、茶わん蒸しのほうが卵豆腐より味が濃いので、あんのしょうゆを控えめにする。

■もっと手軽に　じゅんさいと市販のめんつゆを混ぜただけの冷やしあんなら、より手軽。

主菜［卵］

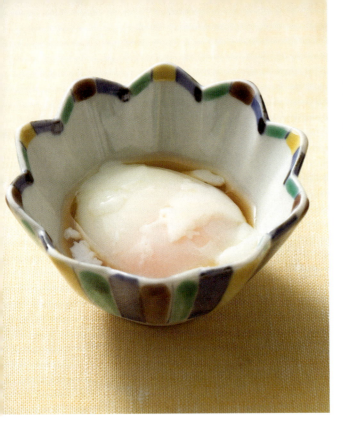

温泉卵

温泉卵はのど越しよく、胃腸にやさしい一品。調理は簡単ですが、市販品を利用していろいろな食べ方を楽しむのも手です。

白血球減少 卵の加熱が完全ではないので避ける。下記の3品も同様。

● **材料と作り方**

卵1個は室温にもどし、ふたつきの厚手のどんぶりに入れ、熱湯を注いでふたをして、そのままさめるまでおく。さめたところでとり出し、殻を割って器に盛り、めんつゆをだしで割ってかける。

調理メモ 温泉卵ができる条件は、生卵に熱湯をかけて70度に20分保つこと。上記の方法だと途中で湯を足さなくてもできるが、どんぶり1個に卵1個を守る。朝食用なら、前の晩に湯を注ぎ、一晩おいてもよい。

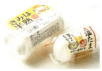
温泉卵は市販品も豊富に出まわっている。たれが添付されている商品も多い。

温泉卵にプラスワン +1 プラスワン

うまみと塩味をプラスして

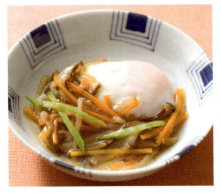

温泉卵の野菜あんかけ
しょうゆのきいた甘辛味のあんが、卵のうまみを引き立てます。

干ししいたけ1枚をもどして細く切り、にんじんとさやえんどうの細切りとともに、しいたけのもどし汁とみりんとしょうゆで煮る。水どきかたくり粉でとろみをつけ、温泉卵にかける。

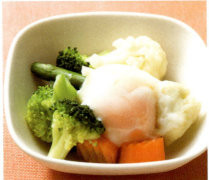

温泉卵の温野菜添え
黄身をマヨネーズ代わりに食べます。温野菜も冷凍食品を使うと手軽です。

冷凍温野菜は熱湯でゆでてさまし、器に盛る。温泉卵をのせ、添付のたれ、またはポン酢しょうゆをかけ、温泉卵をくずして混ぜながら食べる。

注意症状 口内炎、摂食困難がある場合は野菜あんの野菜はみじん切りにする。

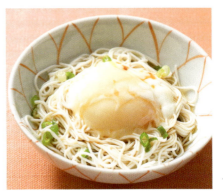

豆腐めんの温泉卵のせ
ボソボソとした豆腐めんも、温泉卵の黄身で包んで食べるとつるり。

豆腐めん（市販品）を器に盛り、添付のたれをかけ、温泉卵をのせ、万能ねぎの小口切りを散らす。

調理メモ 豆腐めんにかぎらず、そうめんやうどん、そばにもよく合う。

にらの電子レンジいり卵

火の通りの早い卵をわざわざ電子レンジで加熱します。分量と時間を正確に守ればかならずふっくら口あたりよくできるからです。

調理時間 **10分**

1人分	109kcal
たんぱく質	6.7g
塩分	0.7g

材料（1人分）
- にら……20g
- ごま油……小さじ1/2
- ■卵液
  - 卵……1個
  - みりん……小さじ1 1/3
  - うす口しょうゆ……小さじ1/2

⚠️
- **味覚変化／嗅覚変化**：にらの香りと卵のうまみのコンビに不快感を持つことがあるので注意する。
- **飲込困難**：にらを細かく刻み、卵も飲み込みやすいよう、しっとりと仕上げる。
- **白血球減少**：電子レンジでの加熱は低温部分を残すことがあるため注意する。

1 にらは1cm長さに切り、耐熱容器に入れてごま油をからめ、ラップをかけて電子レンジで30秒加熱する。

2 卵液の材料を合わせてよく混ぜてから、1に加えてあえ、ラップなしで電子レンジで1分加熱する。

★**味を変えて** にらの代わりに、小松菜、万能ねぎやあさつきも合う。

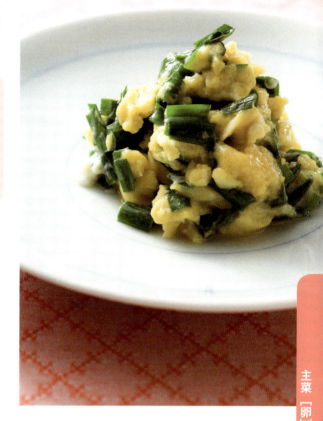

主菜［卵］

トマトとチーズのスクランブルエッグ

トマトはうまみ成分のグルタミン酸が豊富なので、卵やチーズのうまみがぐんと引き立ちます。これも電子レンジで手軽に。

材料（1人分）
- トマト……25g
- バター……小さじ1
- ■卵液
  - 卵……1個
  - マヨネーズ……小さじ2弱
  - 牛乳……大さじ1
  - 塩、こしょう……各少量
- スライスチーズ……5g

調理時間 **15分**

1人分	232kcal
たんぱく質	10.5g
塩分	1.7g

1 トマトは種を除いて2cm角に切って耐熱容器に入れ、バターをからめてラップをかけ、電子レンジで1分加熱する。

2 1に卵液の材料を加えてよく混ぜる。チーズをちぎって加えてざっと混ぜ、ラップなしで電子レンジで1分～1分10秒加熱する。とり出したらすぐにひと混ぜし、余熱で火を通す。

⚠️
- **味覚変化／嗅覚変化**：トマトの味に不快感を持つ場合がある。その場合はトマトなしでチーズだけで作るとよい。
- **白血球減少**：電子レンジでの加熱は低温部分を残すことがあるため注意する。

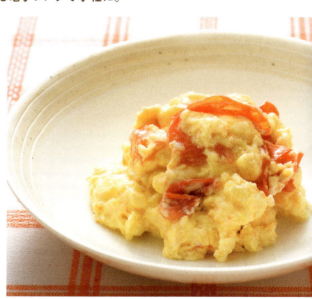

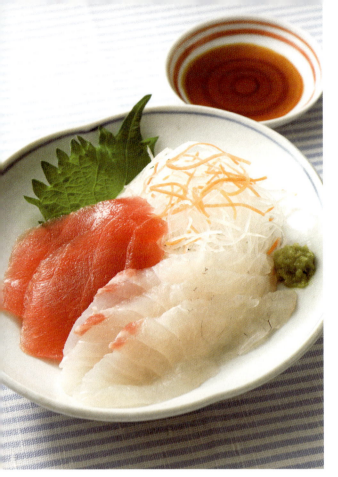

fish

刺し身

調理の手間いらずで、食べやすく、においがないのも魅力です。
白血球に異常がなくても、衛生管理は充分に注意しましょう。

口内炎　わさびとしょうゆの刺激に注意する。白身魚ならこぶじめにしてもよい。

胃不快感　下痢
まぐろのとろ、はまち、かんぱちなど、脂肪の多いものは胃腸に負担を与えるので控える。

摂食困難　やわらかい魚を選び、小さく刻む。

白血球減少　生魚は避ける。

おつくりより さく買いが安心

刺し身はきれいに盛り合わせたおつくりについ手が伸びますが、1尾まるごと求めてその場でおろしてもらうか、さくで求めるほうが、調理器具や空気に触れる頻度が少ないだけでも安心。また、解凍ものは鮮度が落ちていることがあるので、冷凍品を自宅で解凍したほうが新鮮です。ただ、アニサキスなどの寄生虫には注意しましょう。

あじのなめろう

あじのたたきにみそ味をつけた漁師料理です。みその風味でねぎやしょうがの刺激がやわらぎ、鮮度が落ちにくいのも安心。

材料（1人分）

あじの刺し身（生食用）	50g
しょうがのみじん切り	小さじ1
長ねぎのみじん切り	大さじ1/2
みそ	小さじ1
しょうゆ	小さじ1/6
みりん	小さじ1/3
白すりごま	小さじ1
青じそ（飾り用）	1枚

1 あじは5mm角に切り、しょうがと長ねぎ、みそ、しょうゆ、みりん、すりごまをのせ、さらに包丁で軽くたたき混ぜる。

2 器に青じそを敷き、あじのなめろうを盛る。

★味を変えて　刺し身用のいわしやさんま、まぐろで作ってもおいしい。

調理時間 15分　1人分　93kcal　たんぱく質　11.7g　塩分　1.0g

口内炎　胃不快感　下痢
ねぎやしょうがが刺激を与えることもあるので、控えめにする。

白血球減少　生魚は避ける。

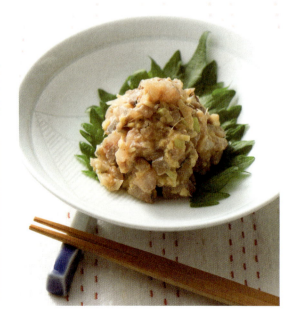

うなぎのかば焼き

小骨が多いわりに口あたりよく、濃い甘辛味で食べやすい一品。エネルギー代謝を高めるビタミンB群など栄養価も宝庫です。

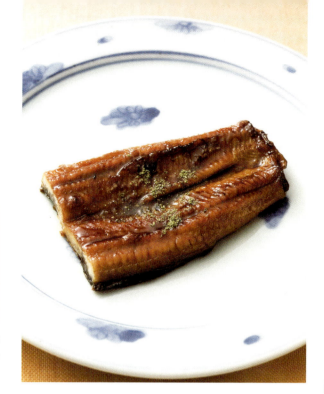

| 味覚変化 / 嗅覚変化 | 症状によっては脂っこい甘辛味を不快に感じることがあるので注意する。 |
| 摂食困難 | 小骨が気になるようなら、小さく刻んで下のような料理に。 |

調理メモ うなぎのかば焼きの缶詰もスーパーやインターネットで購入できる。イワシやサンマの缶詰ならより経済的。

うなぎのかば焼きに +1 プラスワン
少しだけ味わいたいときに

うな茶漬け
小さく切ってごはんに混ぜるだけでも、ぐんと食べやすくなりますが、だしを注げばさらにのど越しなめらかに。

● **材料と作り方**
温かいごはんを器に盛る。うなぎのかば焼きは一口大に切って添付のたれ少量をからめてのせ、温かいだし1/2カップを注ぎ、青じそのせん切りをあしらう。

注意症状 においが気になるときは冷やし茶漬けに。下痢症状や摂食困難がある場合はだしをかけずにうな丼にして、ゆっくりよくかんで食べること。

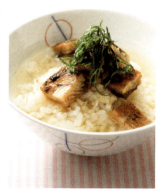

うざく
うなぎのうまみをさっぱりと楽しみたいときに。

● **材料と作り方**
うなぎのかば焼き25gは細切りにする。きゅうり50gは小口切りにして塩少量でもみ、しょうがを少量はせん切りにする。酢小さじ1、砂糖小さじ2/3、だし小さじ1を混ぜ、以上をあえる。

注意症状 口内炎、下痢がある場合は酢やしょうがを控えめに。摂食困難、飲込困難の場合は、きゅうリの皮をむいたり食べやすく刻む。

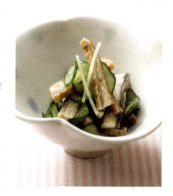

う巻き卵
昔なつかしいごちそうというイメージが、年配者に喜ばれます。

● **材料と作り方**
1本分で、卵2個を割りほぐし、みりん大さじ1、うす口しょうゆ小さじ1/2、塩ごく少量で調味する。うなぎのかば焼き40gは細く切る。卵焼き器を熱して油をなじませ、卵液の半量を流して半熟状に焼き、うなぎをのせて巻く。あいた所に残りの卵液を流して焼き、巻きつける。

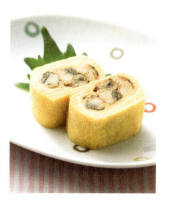

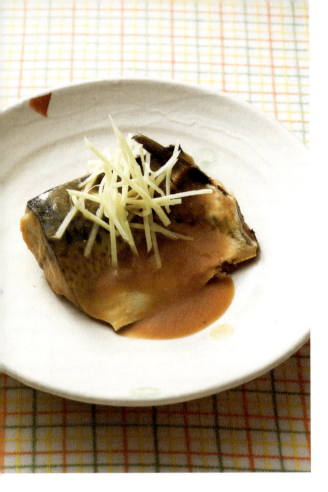

さばのみそ煮

さばのこくのあるうまみを甘辛のみそが包む濃厚な味が食欲をそそります。濃いめの味にして、しっかり味をなじませます。

調理時間 **25分**

1人分	189kcal
たんぱく質	16.0g
塩分	1.8g

材料（1人分）
- さば……1切れ（70g）
- しょうがの薄切り……2枚
- だし……1/3カップ
- 酒……小さじ1
- 砂糖……小さじ2
- しょうゆ・みりん……各小さじ1/3
- みそ……小さじ1½
- 針しょうが（飾り用）……少量

味覚変化 嗅覚変化 青魚の生臭みとみそのコンビをむしろ不快に感じる場合もあるので注意する。

口内炎 濃厚なみそ味が刺激を与えることがある。食卓でしょうがは除く。

調理メモ 手間をかけたくない場合は、缶詰やレトルトを利用すると便利。

1. さばは立て塩（冷水1カップに塩大さじ1の割合でとかした塩水。立て塩をすることで魚の生臭さをとり、身がしまって皮がとれにくくなる）に2分つけ、水けをふく。
2. なべにだしと酒、砂糖、しょうゆ、みりんを入れて火にかける。煮立ったらさばを皮を上にして入れ、しょうがを加え、煮汁をまわしかけながら煮る。浮いたアクをすくってから、みその半量をとき入れ、落としぶたをして中火で10分ほど煮る。
3. 残りのみそをとき入れ、さらに7～8分煮る。
4. 器に盛って針しょうがをあしらう。

ぶりのなべ照り

青背魚のうまみと濃いしょうゆ味で、さっぱり食べられます。つけ汁の調味を覚えておけば、いろいろな魚に応用できます。

［つけ汁につける時間を除いて］ 調理時間 **15分**

1人分	241kcal
たんぱく質	15.7g
塩分	1.5g

材料（1人分）
- ぶりの切り身……1切れ（70g）
- ■つけ汁
  - みりん……小さじ2
  - しょうゆ……小さじ1½
  - 酒……小さじ1
- 油……小さじ1
- 筆しょうがの甘酢づけ（あれば）……適量

1. ポリ袋につけ汁の材料を合わせ、ぶりを入れて口を絞り、ときどき上下を返しながら冷蔵庫で半日おく。
2. フライパンに油を熱し、汁けをふいたぶりを入れて両面を香ばしく焼く。弱火にしてつけ汁を加えてからめながら火を通し、最後に火を強めて照りよく仕上げる。
3. 器に盛って筆しょうがを添える。

注意症状 焼き網で焼いても。その場合はつけ汁を何回もはけで塗りながら焼き上げる。

嗅覚変化 つけ汁に柚子の輪切りを入れておけば、冷めてもおいしい。

口内炎 味つけや魚のぱさつきが粘膜を刺激することも。

飲込困難 やわらかくしっとりと仕上げる。

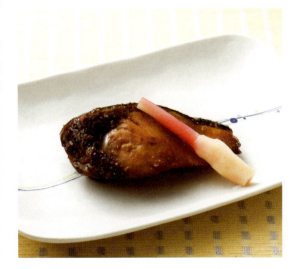

> お手軽メニュー

缶詰めで青背魚を手軽に

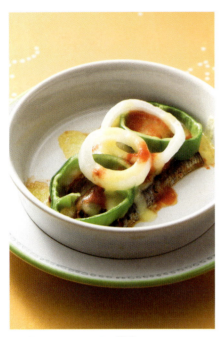

いわしのトマト煮缶の
チーズ焼き

トマト煮缶のいわし1切れを耐熱容器に入れ、缶汁を一面にかける。ピーマンと玉ねぎの輪切りをのせ、オーブントースターで5分焼き、チーズ10gをのせてとけるまでさらに1〜2分焼く。

> 注意症状 トマトの味に違和感を感じる場合や、焼いたときのにおいに不快感を感じる場合があるので注意する。具の大きさやかたさで食べにくいこともある。

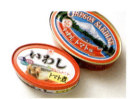

トマトの甘酸っぱさでいわしの生臭さがみごとに消え、魚油と抗酸化ビタミンがいっしょにとれます。温めてもおいしく食べられます。

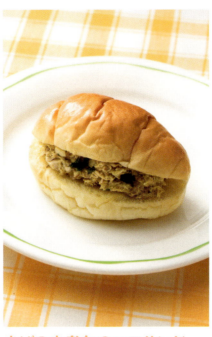

さばの水煮缶のマヨサンド

さばの水煮缶50gに、玉ねぎのみじん切り小さじ1、パセリのみじん切り少量を混ぜ、マヨネーズ大さじ1強、カレー粉少量で調味する。ロールパンにはさむ。

> 注意症状 味覚や嗅覚の変化から、さばの味を不快に感じることもある。パンが口腔内やのどにはりついたりして、食べにくいことがある。

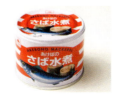

ツナ缶より肉質がやわらかく、うまみもあってビタミン・ミネラルも豊富。しかも安いので、じょうずに使いたい缶詰めです。レタスにのせてサラダとして食べてもけっこうです。

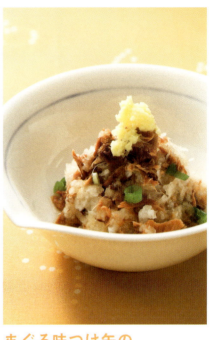

まぐろ味つけ缶の
おろしあえ

大根おろしは汁けを軽くきり、まぐろの味つけ缶を加えてざっとあえて器に盛る。おろししょうがを天盛りにし、万能ねぎの小口切りを散らす。

> 注意症状 缶詰めでも青背魚はにおうことがあるので、嗅覚の変化がある場合は注意する。白血球減少がある場合は大根おろしの代わりに、ゆでた青菜を使うとよい。

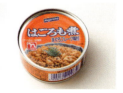

まぐろ特有のうまみにしょうゆ味がしっかりしみた味つけ缶は、そのままごはんにのせてもおいしいものです。野菜とのあえ物やサラダもおすすめ。

主菜［魚］

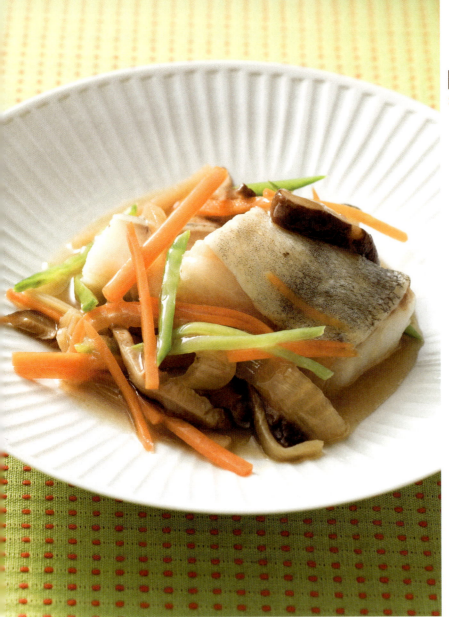

白身魚の野菜あんかけ

白身魚はくせがないものの、うまみ不足でパサつきがち。あんかけにするとそんな欠点がカバーでき、野菜もとれます。

材料（1人分）

白身魚	2切れ (70g)
塩	少量
油	小さじ1/2
酒	小さじ1
玉ねぎ	40g
ゆでたけのこ	10g
にんじん・さやえんどう	各5g
干ししいたけ	1枚
干ししいたけのもどし汁	大さじ2
A しょうゆ・砂糖	各小さじ1
酢・酒	各小さじ1/2
中華スープのもと	少量
ごま油	数滴
かたくり粉	小さじ1弱

1 魚は塩をふってしばらくおく。
2 玉ねぎは薄切りに、にんじん、竹の子はせん切りにする。干ししいたけはもどして薄切りにする。
3 さやえんどうはゆでて細く切る。
4 フライパンに油の半量を熱して魚を入れて両面を焼き、酒をふってふたをして蒸し焼きにして火を通す。
5 なべに残りの油を熱し、2をいため、もどし汁を加える。にんじんに火が通ったらAで調味し、倍量の水でといたかたくり粉でとろみをつける。最後に3を加えてごま油を落とす。
6 器に魚を盛り、5をかける。

★ **味を変えて** 白身魚のほか、さばやあじなどの青背魚でもおいしい。魚はから揚げにして野菜あんをかけるとこくが出る。

調理時間 **40分** ｜ 1人分 149kcal ｜ たんぱく質 14.8g ｜ 塩分 1.4g

味覚変化	白身魚より、あじやさばのほうがむしろ食べやすいことがある。その場合は下味にしょうがじょうゆと酒をふる。
嗅覚変化	においが気になるときは、おろししょうがを添えたり、甘酢あんにするのも手。
口内炎	具やあんの酸味が刺激となることがある。具を細かくしたり、酸味を控える。

調理メモ 多くの野菜を切ることが面倒な場合は、根菜類の入ったカット野菜を利用しても。

白身魚と野菜のホイル蒸し

魚と野菜をアルミ箔に包むだけのお手軽料理ですが、素材の鮮度とうまみが決め手。よい材料が手に入った日のお楽しみに。

材料（1人分）

たい	1切れ (70g)
塩	少量
赤ピーマン・ねぎ	各20g
ブロッコリー	20g
酒	大さじ1
ポン酢しょうゆ（市販品）	大さじ1

1 たいは塩をふってしばらくおく。
2 赤ピーマンは輪切りにする。ねぎは斜め薄切りにする。ブロッコリーは小房に分けてゆでる。
3 ホイルにたいを置いて2を彩りよく並べ、酒をふって包み、オーブントースターで15分焼く。
4 器に盛ってホイルを開き、ポン酢しょうゆをかける。

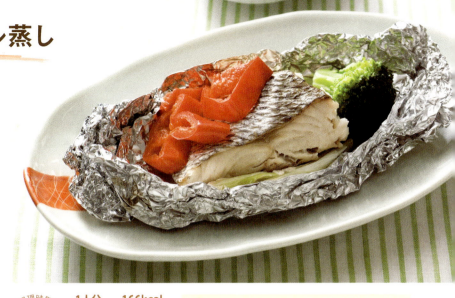

調理時間 **25**分

1人分	166kcal
たんぱく質	17.2g
塩分	1.7g

味覚変化	魚と野菜の味がミックスして不快感を覚えるようなら、野菜はねぎだけにする。
嗅覚変化	アルミ箔の口を開けて湯げを飛ばしてから食卓へ。
口内炎	具や魚が粘膜にあたったり、ポン酢が刺激となる。具をねぎだけにしたり、細かくしてみる。たれはだしでうすめてみる。
摂食困難	赤ピーマンは皮をむいて使い、魚もほかの野菜も一口大に切る。

主菜［魚］

はんぺんとしいたけのうま煮

はんぺんは、口あたりよく、手間いらずで、魚代わりにもなる重宝な食品です。そのままより、味のしみた煮物が喜ばれます。

材料（1人分）

はんぺん	大1/2枚 (30g)
干ししいたけ	1枚
しいたけのもどし汁	1/2カップ
にんじん・ねぎ	各20g
みりん・しょうゆ	各小さじ2/3

1 干ししいたけは軸を除いてもどし、2つにそぎ切る。にんじんは薄い短冊形に、ねぎは斜めに切る。
2 なべにしいたけのもどし汁と1を入れて火にかけ、煮立ったらみりんとしょうゆを加えて4〜5分煮、はんぺんを加えてひと煮する。

調理時間 **30**分

1人分	57kcal
たんぱく質	4.4g
塩分	1.2g

味覚変化	うす味に違和感を感じるときは、網焼きに。
嗅覚変化	においが気になるときはさまして食卓へ。

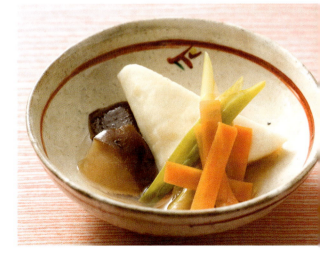

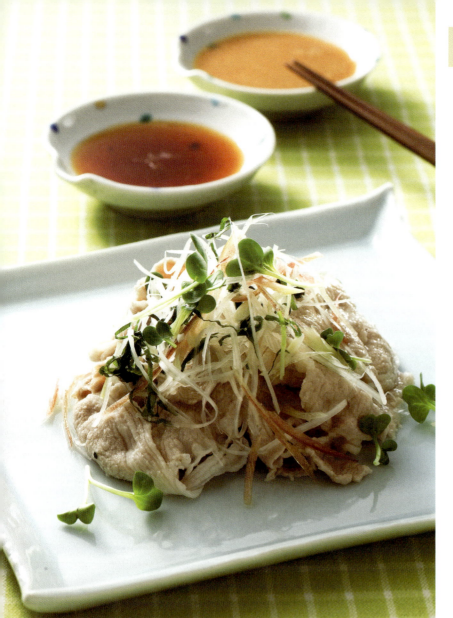

meat
冷やししゃぶしゃぶ

肉料理は敬遠されがちですが、それぞれ「これなら」というお気に入りがあるもの。その代表格はやはり、さっぱり味のこれ。

材料（1人分）
豚しゃぶしゃぶ用薄切り肉	70g
みょうが	1/2個
貝割れ菜・ねぎ	各10g
青じそ	2枚
しょうが	8g

■ごまだれ
練りごま	大さじ1/2
みそ	小さじ3/4
だし	大さじ1/2
砂糖	小さじ1/2弱

■ポン酢しょうゆ
みりん・レモンの搾り汁・だし	各小さじ3/4
しょうゆ	小さじ1強

1 豚肉は1切れずつ熱湯でゆで、色が変わったら氷水にとって冷やし、水けをきる。
2 みょうがとしょうが、青じそはせん切り、貝割れ菜は長さを半分に切る。
3 器に1の肉を盛って2を彩りよくのせる。
4 ごまだれとポン酢しょうゆはそれぞれ材料を混ぜ合わせ、3に添える。

調理時間 25分
1人分 255kcal
たんぱく質 16.6g
塩分 1.6g
（たれ2種を使って）

口内炎	肉や野菜を刻んだり、たれをうす味にする。
摂食困難	肉はゆでてから小さく切る。
飲込困難	肉や野菜を飲み込みやすいように細かく刻んだり、あんでとじる。
白血球減少	肉、野菜ともによくゆでる。

豚肉は疲労回復の特効薬

豚肉は、ごはんや砂糖などの糖質が体内でエネルギーになるときに欠かせないビタミンB_1の宝庫。不足すると筋肉も脳もエネルギー不足になって、疲労感やイライラがつのります。なお、B_1はねぎ類といっしょにとると、におい成分の硫化アリルがビタミンB_1の効果を持続させるのでより効果的です。

鶏ささ身のくずたたき

ささ身にかたくり粉をまぶして湯に通すので、つるりとのど越しよく、梅のさわやかな酸味が食欲をそそります。

調理時間 20分
- 1人分　100kcal
- たんぱく質　14.5g
- 塩分　2.3g

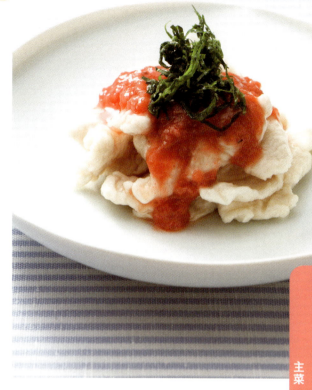

材料（1人分）
- 鶏ささ身　　　　　　　　60g
- かたくり粉　　　　　　　小さじ2
- ■梅肉だれ
  - 梅肉　　　　　　　　　大さじ1弱
  - みそ　　　　　　　　　小さじ2/3
  - 砂糖　　　　　　　　　小さじ1/2
  - だし　　　　　　　　　小さじ2
- 青じそのせん切り　　　　適量

嗅覚変化	ささ身と梅の味の組み合わせに違和感があるようなら、ごまだれやポン酢で食べるとよい。
口内炎	たれをごまだれなど、しみないものに変える。
摂食困難／飲込困難	ささ身をすりこ木などで薄くたたいてから粉をつけてゆで、小さくちぎると飲み込みやすくなる。
白血球減少	中まで火が通るよう、薄くたたいてからゆでる。梅肉だれも一度火にかける。

1　ささ身は薄くそぎ切りにする。
2　たっぷりの湯を沸かし、ささ身を1切れずつかたくり粉をまぶして入れ、表面が透き通ったらすぐに氷水にとり、水けをきって器に盛る。
3　梅肉だれの材料を合わせてくずたたきにかけ、青じそを添える。

牛しゃぶのレタス包み

お助けメニューは引き出しが多いと助かります。しゃぶしゃぶの3つ目のバリエーションは、包んで食べる楽しみをプラスして。

材料（1人分）
- 牛しゃぶしゃぶ用薄切り肉　70g
- A［しょうが汁　　　　　小さじ1/2
   　かたくり粉　　　　　小さじ1］
- 大根　　　　　　　　　　50g
- にんじん　　　　　　　　20g
- わかめ（もどして）　　　30g
- 貝割れ菜　　　　　　　　少量
- レタス　　　　　　　　　100g
- ■ごま酢みそ
  - みそ　　　　　　　　　大さじ1
  - だし・砂糖　　　　　　各小さじ2
  - 酢・白すりごま　　　　各小さじ1

調理時間 20分
- 1人分　277kcal
- たんぱく質　15.2g
- 塩分　2.5g

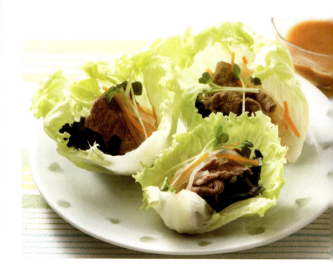

口内炎／摂食困難	レタスをやめて、牛肉も細く短めに切って野菜とあえるとよい。
飲込困難	食べやすく小さく刻む。
白血球減少	野菜もせん切りにしてさっとゆでると安心。

1　牛肉はAをからめて下味をつける。
2　大根、にんじんはせん切りにし、わかめは一口大に切る。
3　湯3カップを沸かしてだしのもと少量（分量外）を加え、2を入れてさっとゆでてざるにとる。次に牛肉を入れさっとゆでてざるにあげる。
4　レタスの葉に3をのせ、貝割れ菜を散らす。ごま酢みそを添えて食べる。

主菜［肉］

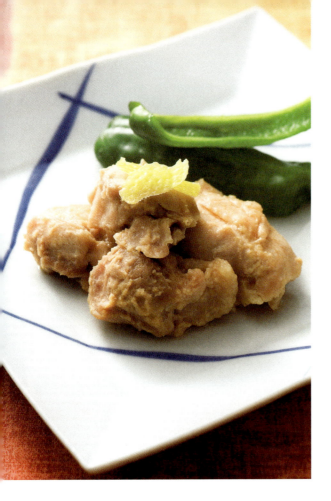

鶏肉のゆずみそ焼き

ゆずの香りがきいた甘辛い合わせみそだれに、焼いた香ばしさも加わり、肉のくせをカバーして、味覚を刺激します。

調理時間 **45**分　1人分　181kcal
たんぱく質　12.6g
塩分　1.2g

材料（1人分）
鶏もも肉　　　　　　　　　70g
■みそ床
　みそ　　　　　　　　　大さじ1/2
　みりん・酒　　　　　各小さじ1/2
　砂糖　　　　　　　　　　小さじ1
ピーマン　　　　　　　　　1/2個
ゆず皮　　　　　　　　　　少々

| 味覚変化 | 嗅覚変化 |

みそ味や焼いたにおいが気になる場合は、みその代わりにしょうゆを使うとよい。

| 口内炎 | 摂食困難 | 飲込困難 |

焼いてから小さく切り、主食や汁物といっしょに食べるとよい。

1 鶏肉は余分な脂肪を除いて筋を切り、一口大に切る。ピーマンは縦3つに切る。ゆず皮は薄くそぎ切りにする。
2 みそ床の材料を混ぜ合わせ、ゆずの皮少量を加えて鶏肉をつけて30分以上おく。
3 アルミホイルに鶏肉とピーマンを重ならないように並べて包み、オーブントースターで肉に火が通るまで10分焼く。
4 器に盛って残りのゆず皮をのせる。

すき焼き

しょうゆの勝った甘辛味が食欲を刺激します。家族といっしょになべを囲めばさらに食欲増進効果が期待できるでしょう。

● 材料と作り方
だしとしょうゆ、砂糖、みりんを合わせて煮立て、わりしたを作る。なべを火にかけて油を熱し、長ねぎと牛肉を焼き、わりしたを少なめに加えてひと煮立ちさせ、焼き豆腐と春菊も加えて火を通す。味がなじんだところから食べる。

味覚変化	牛肉の味に不快感を覚える場合があるので注意する。
嗅覚変化	においが不快な場合は、さめてから食卓へ。
口内炎 飲込困難	具を小さく刻み、温泉卵といっしょにあえて食べる。
摂食困難	牛肉はしゃぶしゃぶ用を使い、煮すぎないよう注意する。

調理メモ 市販のすき焼きのたれを利用すると味つけも簡単。

調理メモ 関西式に最初に肉をさっといためると、煮えたときに肉がかたくなりにくい。脂肪を控えるために赤身肉を使うときは応用してみて。

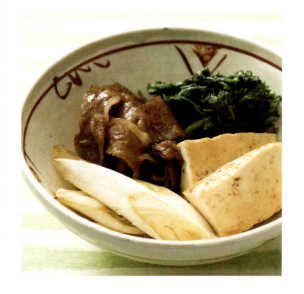

> 焼き鳥で
> **+1** プラス ワン

濃い味つけを生かせば調味もらくらく

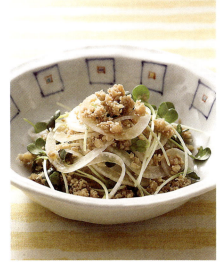

焼き鳥のそぼろサラダ

焼き鳥を刻めば即、鶏そぼろ。新玉ねぎとあえるとフレッシュな味が楽しめます。

焼き鳥40gをフードプロセッサーで攪拌してそぼろ状にする。玉ねぎを薄切りにし、貝割れ菜は長さを半分に切り、そぼろをあえて器に盛り、ポン酢しょうゆをかける。

<mark>注意症状</mark> 口内炎、飲込困難の場合は、食べるときに痛いことがある。

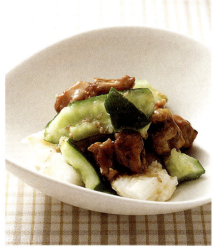

焼き鳥とたたき長芋のあえ物

長芋のとろみと、きゅうりのみずみずしい歯ごたえがうれしい一品。

きゅうりと皮をむいた長芋はそれぞれすりこ木などでたたく。ばらした市販の焼き鳥とともに器に盛り合わせ、ごまドレッシング(市販品)をかける。

<mark>注意症状</mark> 口内炎、飲込困難の場合は、食べるときに痛いことがある。

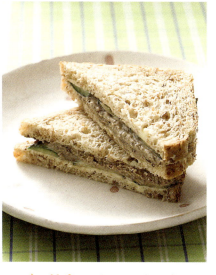

レバー焼きのサンドイッチ

苦手なレバーを焼き鳥でお試しください。

市販のレバー焼き20gをマッシュし、カテージチーズ(裏ごしタイプ)大さじ2/3、ヨーグルト小さじ1、みそ小さじ1/3、コーヒークリーム小さじ2/3を加えて混ぜる。ライ麦パンにきゅうりの薄切りとともにはさみ、食べよく切る。

<mark>注意症状</mark> 食欲不振や吐き気、胃腸症状がある場合は、不快感をもよおす心配がある。口内炎や摂食困難、飲込困難があれば、食べやすいように小さく切り、スープなどといっしょに食べる。

主菜 [肉]

お楽しみコラム

古くて新しい焼き鳥のルーツ

　焼き鳥といえば鶏肉、というのは最近のこと。鶏は中世までは朝告げ鳥として、また闘鶏のために珍重され、食用が禁止されていました。一方、鳥一般は、江戸時代もおとがめなし。肉食が禁止されたのは牛や馬などの家畜。稲をついばむスズメやヒバリなどの小鳥は、むしろおおいに食べられていました。焼き鳥のルーツと伝えられるのも、京都・伏見稲荷神社の境内に出たスズメ焼きの屋台。豊作を祈願する神社で、豊作の邪魔者を食べたのが始まりというわけです。

　明治以降も、鶏やシャモは高級品。そのくず肉や臓物を使った焼き鳥が人気だったといいます。鶏肉の焼き鳥が定着したのは、昭和40年代のブロイラーの普及以来。いまある焼き鳥は、じつは40年の歴史しかないモダン(!?)な料理なのです。

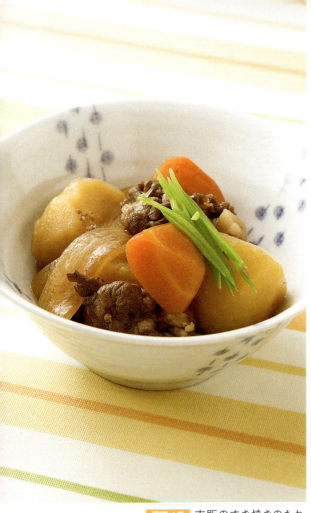

調理メモ　市販のすき焼きのたれで味つけすればとても簡単。

肉じゃが

本来はじゃが芋料理ですが、食が細いときは主菜にも。一度に4人分くらい煮たほうがおいしいので、翌日は形を変えて。

調理時間 **40**分

1人分	259kcal
たんぱく質	13.2g
塩分	2.2g

味覚変化　味がよくしみるよう、煮くずれるくらいまで煮る。

嗅覚変化　さましてから食卓へ。

口内炎・飲込困難　じゃが芋がぱさついて食べにくい場合がある。煮汁をうすめにしてしめらせて食べる。

摂食困難　煮汁にとろみをつけるか、じゃが芋をつぶすと飲み込みやすい。

材料（4人分）

牛薄切り肉	200g
じゃが芋	3個
玉ねぎ	小1個
にんじん	小1本
油	大さじ1
だし	3カップ
酒・砂糖	各大さじ1⅓
しょうゆ	大さじ3
みりん	大さじ2⅔
さやえんどう	適量

1 牛肉は3cm幅に切る。じゃが芋は1個を4つ割りにして水にさらす。玉ねぎは1.5cm幅に切る。にんじんは小さめの乱切りにする。さやえんどうはさっとゆでて細く切る。

2 なべに油を熱し、玉ねぎ、にんじん、肉、じゃが芋の順に加えていため、だしを加えて強火にかける。煮立ったら中火にしてアクを除き、5〜6分煮る。

3 調味料を加えてさらに約20分、じゃが芋に火が通り、煮汁がなべ底に残っているくらいで火を止める。さやえんどうを加えて軽くなべを返して煮汁をまわす。

翌日は形を変えて

和から洋へ大変身

肉じゃがドッグ

食欲のないときは、同じ料理を続けて食べたくないもの。でも、形も味もこんなに変われば大丈夫。

● **材料と作り方**

肉じゃがの1/4量をつぶし、刻みパセリ少量を混ぜ、マヨネーズ約小さじ1であえ、ドッグパン1個にはさむ。

注意症状　味覚や嗅覚変化がある場合は注意する。摂食困難、飲込困難がある場合は、パンにはさまずにサラダとして食べるとよい。

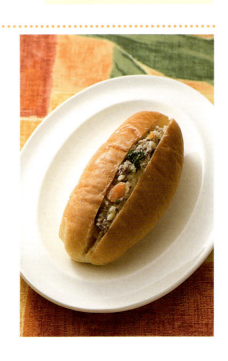

鶏肉とかぶのポトフ

肉と野菜をスープでじっくり煮込むポトフも、たくさん煮たほうがおいしく、味の変化をつけやすいので、これも4人分で。

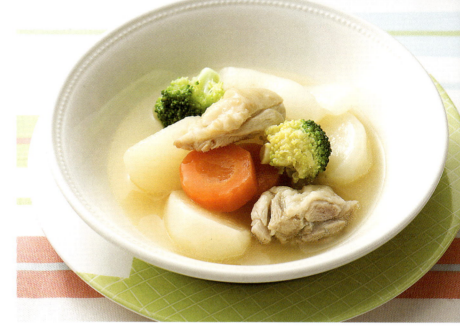

材料 (4人分)
鶏ももぶつ切り肉	300g
かぶ	4個 (160g)
玉ねぎ	小1個
にんじん	小1本
水	3カップ
チキンブイヨン	2個
ベイリーフ	1枚
ブロッコリー	120g

1 鶏肉は大きめの一口大に切る。
2 かぶはくし形に切る。玉ねぎとにんじんは1cm幅の輪切りにする。
3 なべに1と2を入れ、水を注いで火にかける。煮立ったら火を弱めてアクを除き、ブイヨンとベイリーフを加え、30分煮る。
4 ブロッコリーを小房に分けて入れ、5〜6分煮る。

調理時間 50分

1人分	116kcal
たんぱく質	7.3g
塩分	1.1g

⚠️
- **味覚変化**: うす味がむしろ不快感を促すことがある。その場合はしょうゆ味をつけるのも手。
- **嗅覚変化**: においが気になるときはさましてから食卓へ。
- **摂食困難**: ミキサーにかけてポタージュにするとよい。

主菜[肉]

翌日は形を変えて

とろみも加えて口あたりよく

鶏肉とかぶのクリーム煮

牛乳を加えるだけでは水っぽい、生クリームではしつこい……。救世主はスキムミルク。とろみはかたくり粉でつけると手軽です。

● **材料と作り方**

ポトフの残り1/4量と煮汁70mlをなべにとり、スキムミルク大さじ1、牛乳1/4カップを加えて温め、水でといたかたくり粉大さじ1/2を流してとろみをつける。

注意症状 味覚の変化がある人はぼやけた味に感じることがある。においが気になるならさまして食卓へ。

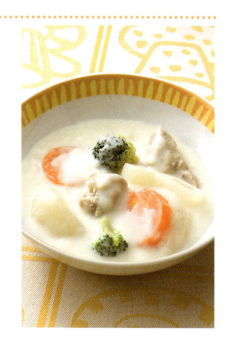

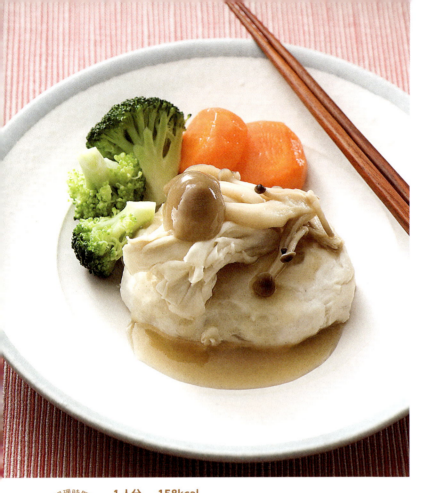

"ひき肉イコール胃にやさしい"とは限りません。

ひき肉は消化がいい、胃に負担をかけないといわれるのは、肉の筋が細かく断ち切られ、それだけ唾液や消化液と混じりやすいため。でも、胃腸に最も負担をかけるのは動物性脂肪です。ハンバーグのようにまとめて加熱するひき肉料理は、脂肪が多いほうが食べるにはやわらかいものの、胃腸にはけっしてやさしいわけではないのです。

鶏肉の蒸しハンバーグ

やわらかな鶏ひき肉を長芋をつなぎにして蒸し、とろりとあんをかけます。胃にやさしく、飲み込みやすい肉料理です。

調理時間 30分　1人分　158kcal　たんぱく質　15.5g　塩分　1.4g

味覚変化	うす味に違和感があるときは甘酢あんかけに。
嗅覚変化	さめるまでおいて食卓に。
口内炎	ハンバーグに卵を入れ、やわらかく仕上げる。具は刻むか、または省き、たれはうすめに。
摂食困難・飲込困難	ハンバーグはスプーンでくずしてあんをからめて食べる。あんのきのこは除く。

調理メモ 飲み込みに問題がなければ、ハンバーグは蒸さずに少量の油を引いたフライパンで焼いてもよい。

材料（1人分）
- 鶏ひき肉 ……………… 60g
- 長芋 …………………… 30g
- 玉ねぎ ………………… 30g
- 鶏がらスープのもと … 小さじ1/2弱
- ■きのこあん
  - しめじ・白まいたけ … 各20g
  - だし …………………… 1/3カップ
  - みりん・しょうゆ … 各小さじ2/3
  - かたくり粉 …………… 小さじ1弱
- ブロッコリー ………… 30g
- にんじん ……………… 20g

1 玉ねぎはみじん切りにして耐熱容器に入れ、ラップをせずに電子レンジで1分加熱する。

2 長芋はすりおろし、ひき肉、玉ねぎ、鶏がらスープのもとを加え、粘りが出るまでよく練り混ぜ、ハンバーグ形に作る。

3 2を耐熱皿にのせて、蒸気の立った蒸し器に入れて約15分蒸す。

4 きのこあんを作る。きのこ2種は小房に分け、耐熱容器に入れる。だしとしょうゆ、みりんを加え、ラップをかけて電子レンジで1分40秒加熱する。かたくり粉を倍量の水でといて加え、さらに30秒加熱し、よく混ぜてとろみをつける。

5 ブロッコリーは小房に分け、にんじんは5mm厚さの輪切りにする。

6 湯1½カップにスープのもと少量（分量外）を入れ、にんじん、ブロッコリーの順に加えてやわらかく煮る。

7 器に3の蒸しハンバーグを盛って4のあんをかけ、6を添える。

調理メモ 蒸し器がない場合は、電子レンジで加熱するとかたくなる心配があるので、地獄蒸しに。ハンバーグを高さのある耐熱容器に入れ、容器の高さの七分目まで湯を張って火にかけ、沸騰したらごく弱火にし、ふきんで包んだふたをして15分蒸す。

豆腐ハンバーグ

鶏ひき肉と豆腐を同割にして作りました。甘酸っぱいトマトソースで煮込み、ごはんに合うくっきりとした味に仕上げます。

材料 (1人分)
鶏ひき肉・絹ごし豆腐	各50g
玉ねぎ	50g
かたくり粉	小さじ1
鶏がらスープのもと	小さじ1/3
ごま油	小さじ1
無塩トマトジュース	1/2缶
めんつゆ (3倍濃縮)	大さじ1/2
ベビーリーフ	適量

1 豆腐は耐熱容器に入れ、ラップをかけて電子レンジで30秒加熱して水きりする。

2 玉ねぎはみじん切りにして耐熱容器に入れ、ラップなしで電子レンジで2分加熱する。

3 ボールにひき肉とかたくり粉、鶏がらスープのもとを練り混ぜ、1の豆腐と玉ねぎを加えてさらによく混ぜる。3つに分けて小判形に作る。

4 フライパンにごま油を熱し、3を並べて両面に焼き色をつける。トマトジュースとめんつゆを加え、ふたをして弱火で蒸し煮にして火を通す。

5 器に盛ってベビーリーフを添える。

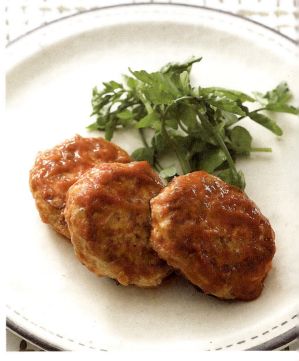

調理時間 30分　1人分　201kcal　たんぱく質　14.5g　塩分　1.4g

味覚変化：トマト味に違和感がある場合はしょうゆ味で煮るとよい。

口内炎：ハンバーグの食感やソースが刺激になることがある。

主菜 [肉]

かぶの鶏そぼろあんかけ

みその香りをきかせたこっくり味の鶏そぼろあんです。うす味で煮た野菜にかければ即、副菜が主菜に。覚えておくと便利です。

材料 (1人分)
かぶ (茎1.5cmつけて)	100g
にんじん	10g
水	1/2カップ
めんつゆ (3倍濃縮)	小さじ1½
おろししょうが	少量
A 鶏ひき肉	25g
酒	小さじ2
みりん・みそ	各小さじ1
かたくり粉	小さじ1/2

1 かぶは茎をつけたままくし形に、にんじんは薄い短冊形に切る。

2 なべに1を並べて水を加えて火にかけ、煮立ったら弱火にし、めんつゆを加えて落としぶたをして、煮汁が大さじ2程度になるまで煮る。かぶとにんじんは器にとり出す。

3 残った煮汁にAを加え、中火にかけてたえず混ぜながら煮、ひき肉がほぐれたら、倍量の水でといたかたくり粉を加えてとろみをつけ、2にかける。あれば万能ねぎを添える。

調理時間 25分　1人分　102kcal　たんぱく質　7.2g　塩分　1.7g

味覚変化：みそをふやして味を濃くするとよい。

嗅覚変化：さましてから食卓へ。

口内炎：そぼろあんをうす味に。

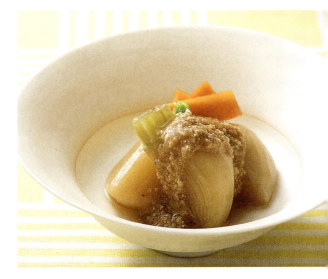

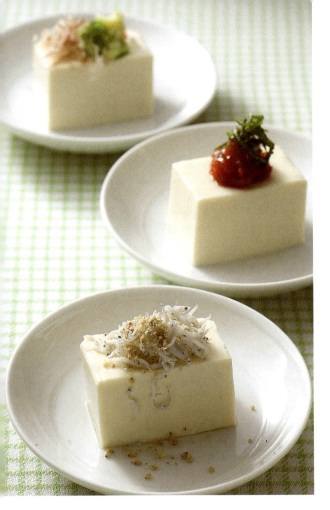

冷ややっこ薬味3種

どの症状でも食べやすく、たんぱく質も豊富な一品です。いろいろな薬味をそろえて、好みの味で食べる楽しさも添えて。

調理時間 **10分**

1人分 146kcal
たんぱく質 13.1g
塩分 2.6g
（3種で）

 嗅覚変化

材料（4人分）
絹ごし豆腐		150g
A	万能ねぎの小口切り	小さじ1
	削りガツオ	大さじ1
	おろししょうが	少量
B	シラス干し	大さじ1弱
	いり白ごま	小さじ1/2
	ポン酢しょうゆ	小さじ2
C	梅肉	小さじ1
	青じそのせん切り	1枚分

豆腐は水をきって3つに切り、それぞれ器に盛る。A、B、Cの薬味をのせ、AとBにはポン酢しょうゆをかける。

調理メモ Bのごまが飲み込みにくいようなら、すりごまにかえるか、練りごまをポン酢しょうゆでのばしてたれにしてもおいしい。この他、青のり、もみのり、もずく、練りみそ、のりのつくだ煮などもおいしい。

▲
- 口内炎：ポン酢やしょうが、梅肉などしみることがある。症状にあわせ、薬味や調味の不要な卵豆腐などに変えてみては。
- 飲込困難：薬味の梅が刺激になるようなら他の薬味に変更。
- 白血球減少：豆腐は充塡豆腐や作った当日のものを求め、電子レンジや熱湯で加熱してから冷やすと安心。加熱しない薬味は、扱いや保存状態などに注意する。

豆腐とさけと青菜のちり蒸し

湯豆腐をしたい寒い季節。なべを囲めないときのおすすめはちり蒸しです。旬の魚と野菜のうまみと香りと栄養を添えて。

● **材料と作り方**

耐熱皿にだしこんぶを敷き、豆腐と甘塩ざけを並べて酒をふる。ゆでたほうれん草とまいたけも並べ、ラップをかけて電子レンジで4〜6分加熱して火を通す。ゆずやすだち、レモンなどの搾り汁をかけ、市販のおろしだれなどをつけて食べる。

- 味覚変化／嗅覚変化：蒸したてにたれをからめてしばらくおき、味をなじませると食べやすい。
- 口内炎／飲込困難：具やさけを刻んだり、たれを刺激の少ないものにする。
- 白血球減少：電子レンジの加熱は低温部分が残ることがあるので注意。

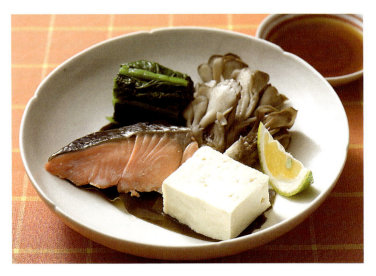

いり豆腐

豆腐をベースにいろいろな食材が集合したおいしさも栄養も豊かな一品。舌になじんだおふくろ料理の懐かしさもごちそうです。

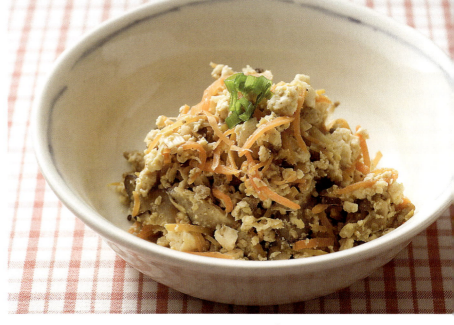

材料（1人分）
もめん豆腐	75g
干ししいたけ	1枚
豚ひき肉・にんじん・長ねぎ	各15g
ごま油	小さじ3/4
砂糖	小さじ1
うす口しょうゆ	小さじ3/4
とき卵	1/3個分
いり白ごま	小さじ1
万能ねぎの小口切り	適量

調理時間 40分 ／ 1人分 181kcal ／ たんぱく質 11.1g ／ 塩分 0.8g

1 豆腐は耐熱容器に入れ、ラップをかけて電子レンジで45秒加熱し、ざるにあげる。
2 干ししいたけはもどして薄切り、にんじんは細切りにし、長ねぎはみじん切りにする。
3 なべにごま油を熱してひき肉、2の順に加えていためる。全体に油がまわったら、豆腐をくずして加えていため、砂糖としょうゆを加えていり煮にする。
4 とき卵をまわし入れ、混ぜながら火を消し、大きく混ぜて余熱で火を通す。
5 ごまをふって器に盛り、万能ねぎを飾る。

主菜［大豆製品］

麻婆豆腐

辛い料理の代表のようにいわれる麻婆豆腐ですが、かき油と香味野菜の香りだけでもおいしいもの。豆板醤は好みで。

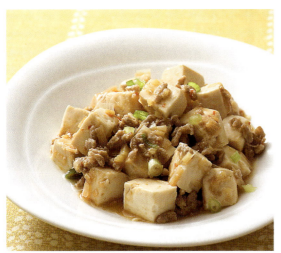

調理時間 20分 ／ 1人分 248kcal ／ たんぱく質 15.5g ／ 塩分 2.0g

嗅覚変化　さめてから食卓へ。

口内炎　飲込困難

刺激のつよい豆板醤を入れずに作ってもよい。

材料（1人分）
絹ごし豆腐	150g
豚ひき肉	30g
A 長ねぎのみじん切り	大さじ2
A しょうがのみじん切り	小さじ1
A おろしにんにく	小さじ1/3
ごま油	大さじ1/2
B 鶏がらスープのもと	少量(1g)
B 湯	1/2カップ
B みそ・かき油	各小さじ1
B 砂糖・しょうゆ	各小さじ1/3
B 豆板醤	少量
かたくり粉	小さじ1/2
万能ねぎの小口切り	適量

1 豆腐は1cm角に切る。
2 中華なべにごま油とAを入れて熱し、香りが立ったらひき肉を加えていためる。Bを加えて沸騰させ、豆腐を加えて5分ほど煮る。
3 倍量の水でといたかたくり粉を加えてとろみをつける。
4 器に盛って万能ねぎを散らす。

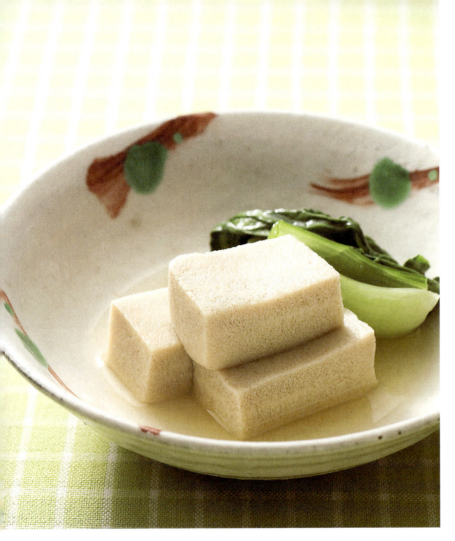

高野豆腐の含め煮

煮汁をたっぷり吸ったなめらかな口あたりとこくのあるうまみは、乾物ならでは。買いおきがきくのも重宝です。

材料 (1人分)

高野豆腐	1枚 (15g)
青梗菜	20g
だし	3/4カップ
しょうゆ	小さじ1/3
酒	小さじ1弱
砂糖	小さじ2
みりん	小さじ1/2
塩	少量 (0.5g)

1 高野豆腐をボールに入れて熱めの湯を注ぎ、浮かないように皿か落としぶたをのせて数分おく。ふっくらともどったら水にとって絞り、一口大に切る。

2 青梗菜は長さを半分に切って軸と葉に分けておく。

3 なべにだしと調味料を合わせて煮立て、高野豆腐を入れる。浮かないよう落としぶたをして弱火で10分煮る。青梗菜の軸を入れて5分煮、葉を加えてさらに5分煮る。

4 器に高野豆腐を盛って青梗菜を添え、煮汁をたっぷり張る。

■ **もっと手軽に** もどさずにそのまま煮汁に入れてもよいタイプを使うとより手軽にできる。

調理メモ 高野豆腐は冷蔵庫で3日はもち、冷凍もできるので、多めに作っておくと重宝する。
　だしの代わりに牛乳を使ってもよい。しょうゆや和風だしとも相性がよく、牛乳の脂肪の粒が、高野豆腐の気泡を埋めるので、いっそう口あたりがなめらかになる。

調理時間 **30分**　1人分　109kcal　たんぱく質 7.7g　塩分 1.0g

 味覚変化　うす味の和風だしの味が苦手な場合は、鶏そぼろあん (95ページ) をかけても。

 嗅覚変化　煮汁ごと冷たく冷やして食卓へ。

麩は胃腸にやさしく、力持ち

　麩は小麦粉からでんぷんを除き、グルテンという小麦たんぱく質をとり出したもの。これに小麦粉を加えて練り、直火で焼いたのが車麩、板麩 (庄内麩)。オーブンで焼いたのが観世麩や小町麩、玉麩などのふわっと気泡の多い製品です。
　オーブン焼きタイプはもどさずにそのまま汁に入れても煮えますが、直火焼きは水につけてもどさないと煮えません。でも、それだけグルテンが多く、その分、たんぱく質も多く含まれます。

干し湯葉ときのこの煮物

干し湯葉もたまにはたっぷり使って主菜料理に。じっくり煮るとなめらかな口あたり。乾物独特のこくが元気を運びます。

材料（1人分）

干し板湯葉	16g
長ねぎ	20g
生しいたけ	1個
白まいたけ	40g
だし（または水）	3/4カップ
めんつゆ（3倍希釈）	大さじ1/2

1 湯葉はたっぷりのぬるま湯に浸し、浮かないように落としぶたをしておく。ふっくらともどったら水けをきる。

2 長ねぎは4cm長さのぶつ切りにする。しいたけは軸を除いてそぎ切りにする。まいたけは根元を除いて大きくほぐす。

3 なべに湯葉と長ねぎを入れてだしを注いで火にかける。煮立ったらアクをすくって火を弱め、めんつゆで調味して約15分煮る。しいたけを加えて5分煮、白まいたけを加えてさらにひと煮する。

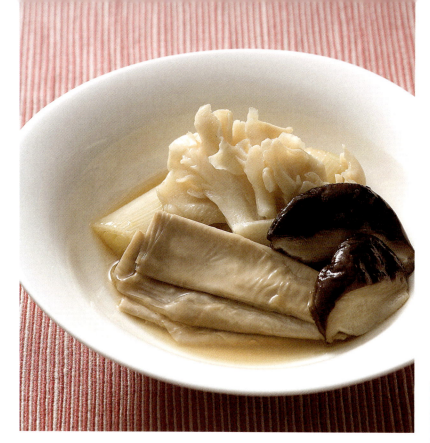

調理時間 35分 / 1人分 54kcal / たんぱく質 5.6g / 塩分 0.9g

主菜［乾物］

板麩と白菜の煮浸し

煮汁を吸ってふやけた麩のやわらかな口あたりと素朴な味は、どこかほっとするおいしさ。肉代わりに活用しましょう。

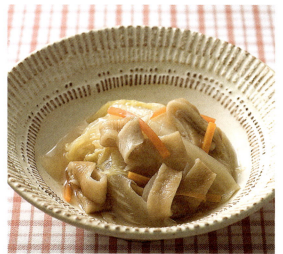

材料（1人分）

白菜	70g
にんじん	5g
切り板麩	6g
だし	1/3カップ
みりん	大さじ1/2
うす口しょうゆ	小さじ3/4

1 白菜はそぎ切りにする。にんじんは細切りにする。

2 なべにだしと調味料を合わせ、板麩を入れてもどす。

3 板麩がしんなりしたらにんじんを加えて火にかけ、沸騰したら白菜を加える。煮立ったら火を弱め、にんじんに火が通るまで煮る。

調理時間 30分 / 1人分 49kcal / たんぱく質 2.6g / 塩分 0.8g

▲ 味覚変化・嗅覚変化：違和感があれば、濃口しょうゆに。

摂食困難：野菜も麩も小さく刻む。

調理メモ 市販のめんつゆを利用すると手軽。

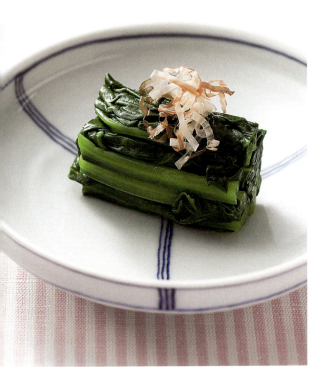

ほうれん草のお浸し

しょうゆをかけるだけでなく、だし割りじょうゆであえましょう。だしのうまみで青菜の風味が増し、食感もよくなります。

調理時間 10分

1人分	27kcal
たんぱく質	2.8g
塩分	0.6g

材料（1人分）
- ほうれん草　　　　　　80g
- だし　　　　　　　　小さじ1
- しょうゆ　　　　　　小さじ2/3
- 削りガツオ　　　　　　少量

味覚変化　青菜のアク成分などが不快感を促すことがある。その場合はごまあえやポン酢しょうゆあえなど、アクセントのある味に。

口内炎　うすいだしでおかかといっしょに煮浸しにするとよい。

1 ほうれん草は塩少量（分量外）を加えたたっぷりの熱湯でゆで、水にさらしてアクを抜き、水けを絞る。
2 4cm長さに切りそろえ、もう一度水けをきつく絞る。
3 だしとしょうゆを合わせ、半量をほうれん草にかけて味をなじませ、軽く汁けを絞る。
4 器に盛って残りのだし割りじょうゆをかけ、削りガツオをのせる。

■ **もっと手軽に**　冷凍のおひたし用の青菜を使えば、調味するだけ。冷凍の水っぽさも、だし割りじょうゆで下味をつければ残らない。

◆ **保存するには**　ゆでた青菜は市販品のように1回分ずつ切り分けてラップに包み、冷凍用ポリ袋に入れて冷凍できる。

さやいんげんのごまあえ

ごまはすればするほど消化・吸収がよくなります。いりごまをすり鉢でするのが理想ですが、すりごまなら手軽にできます。

材料（1人分）
- さやいんげん　　　　　　70g
- 白すりごま　　　　　　小さじ2
- 砂糖　　　　　　　　小さじ1
- しょうゆ　　　　　　小さじ2/3

調理時間 10分

1人分	54kcal
たんぱく質	2.4g
塩分	0.6g

1 さやいんげんは塩少量（分量外）を加えた沸騰湯でゆで、ざるにとってさます。
2 すりごまに砂糖を加えてよく混ぜ、しょうゆを加えてのばす。
3 いんげんは4cm長さに切って器に盛り、2のあえ衣をかける。

調理メモ　すりごまもさらにすることで香りが立ち、消化がよくなる。小さなすり鉢とすりこ木を備えておくと、少量でも気軽に使える。

味覚変化　違和感があるようなら、味にアクセントのあるごま酢やごまみそに。

摂食困難 飲込困難　さやいんげんをやわらかい野菜にかえる。

口内炎　さやいんげんをやわらかい野菜に変え、練りごまを利用してみる。

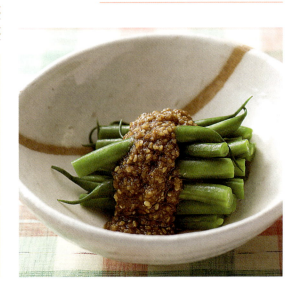

にんじんの簡単白あえ

白あえも、豆腐の水きりとごますりをカットすれば簡単。ごまをピーナッツバターに変えればさらに手軽にこくのある味に。

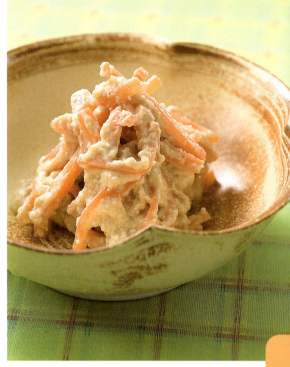

材料（1人分）
にんじん	60g
だし	大さじ2〜3
絹ごし豆腐	40g
ピーナッツバター	小さじ2⅓
白みそ	小さじ2⅓
木の芽（飾り用）	適量

1 にんじんは細切りにしてなべに入れ、だしをひたひたに加え、やわらかくなるまで煮る。ざるにあげ、汁けをきりながらさます。
2 豆腐は水から出してキッチンペーパーにのせる。
3 ボールに豆腐を移して泡だて器かフォークの先でなめらかにつぶし、ピーナッツバターとみそを加えてよく混ぜる。
4 にんじんを3に入れてあえ、器に盛ってあれば木の芽を飾る。

★ 味を変えて　市販のひじきの五目煮にゆでたにんじんやさやいんげんを加えて、この白あえ衣であえてもおいしい。

調理メモ　ピーナッツバターの代わりに練りごまを使うときは、砂糖と塩少量で調味する。白みそは、ここでは西京みそなどの甘口の米みそを使うが、信州みその淡色辛みそを使う場合は、量を控えて加減する。

 調理時間 20分

1人分	139kcal
たんぱく質	6.2g
塩分	1.0g

⚠ 味覚変化　ピーナッツの香りなどに違和感がある場合は、練りごまを使って。

⚠ 白血球減少　豆腐を加熱せず使用するときは、充分な注意が必要。

副菜［あえ物・酢の物］

しらす干しのおろしあえ

消化酵素をたっぷり含む大根のすりおろしは、まさに食べる消化剤。いろいろな食材と合わせて食卓にのせましょう。

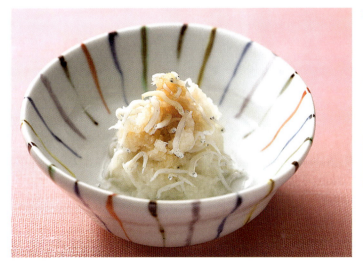

● 材料と作り方
大根はすりおろして汁けを軽くきる。しらす干しは熱湯をかけて汁けをきり、大根おろしとあえて器に盛る。ポン酢しょうゆ少量をかける。

 白血球減少　野菜も生食する場合は衛生に注意する。

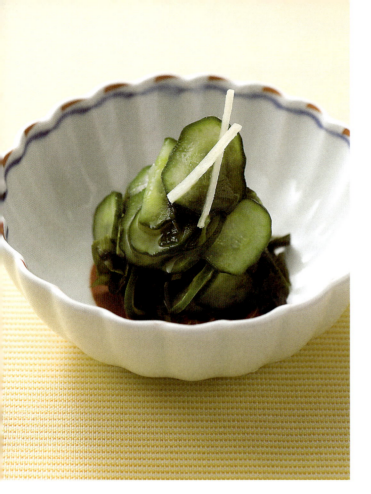

酢をとる効用は4つあります。

酢が健康によいとブームになっていますが、科学的に実証されている効用は次の4つです。

1 食欲増進効果。唾液や胃液の分泌を促すので、消化促進効果もあります。

2 疲労回復効果。体内に蓄えたグリコーゲンを使ったときに残る老廃物の乳酸を、酸味の主成分、酢酸が分解するからです。グリコーゲンの材料となる穀物や砂糖もとれるすしや酢の物は、絶好の疲労回復メニューといえます。

3 カルシウムの吸収促進効果。食材中のカルシウムをとかし、腸管での吸収を促します。イワシの酢煮やしらす干しの酢の物はぜひ汁ごと食べましょう。

4 ビタミンCの破壊予防効果。生野菜にドレッシング、果物にレモン汁、は理に適っているのです。

調理時間	1人分	27kcal
15分	たんぱく質	1.5g
	塩分	1.9g

 食欲不振

味覚変化	酸味を苦味などに感じるようなら、だしを多くしたり、植物油を加えて。
胃不快感	酸味の刺激をやわらげるよう、だしを増やす。
下痢	酸味の刺激に注意。
摂食困難／飲込困難	わかめをもずくに変え、きゅうりをすりおろし三杯酢に混ぜてみどり酢に。
白血球減少	海藻は熱湯消毒するなど食材の衛生に注意する。

| 口内炎 | 酸味が刺激を与えるので避ける。 |

わかめときゅうりの酢の物

酢はさわやかな酸味が食欲をそそるほか、心身のリフレッシュ効果も。三杯酢をベースに症状に合わせて調整してください。

材料 (1人分)
- きゅうり……………………50g
- わかめ (もどして)……………25g
- ■三杯酢
  - 酢・だし………各大さじ1/2
  - 砂糖………………小さじ1
  - 塩…………………ごく少量
  - しょうゆ……………小さじ2/3

1 きゅうりは薄い輪切りにし、塩少量(分量外)をふって軽くもみ、しんなりしたら汁けを軽く絞る。

2 わかめはもどしたらざるに入れて熱湯をかけ、冷水にとって水けをきり、食べやすく切る。

3 ボールに酢と砂糖と塩を入れてよく混ぜ、ざらつきがなくなったらだしとしょうゆを加えて調味する。

4 きゅうりとわかめを3の三杯酢であえる。

5 器に盛り、あれば針しょうがを飾る。

調理メモ 酢は、穀物酢より米酢のほうが酸味がまろやか。りんご酢、ぶどう酢、黒酢などは酢味がきついが、甘味を加えて酸味をまろやかにした商品もあるので、いろいろ試してみるとよい。

わけぎとえびの酢みそかけ

みその風味と甘味で酸味がやわらぎ、酸味が苦手な男性にも喜ばれます。みその種類を変えてみるとまた違う味が楽しめます。

材料（1人分）

わけぎ	60g
えび（殻つき）	2尾
■酢みそ	
白みそ	大さじ1
砂糖	小さじ2/3
酢・だし	各小さじ1
練りがらし	少量

調理時間 20分

1人分	79kcal
たんぱく質	5.0g
塩分	1.2g

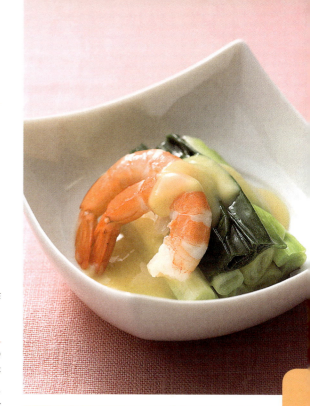

1 わけぎは塩少量（分量外）を入れた熱湯でゆでて、ざるにとってさまし、3cm長さに切りそろえる。

2 えびは背わたを除いて熱湯でゆで、ゆで汁につけたままさまし、殻をむく。

3 ボールにみそと砂糖を入れて泡立て器で混ぜ、ざらつきがなくなったら酢とだしを混ぜてのばし、からしを加える。

4 わけぎとえびを器に盛り、3の酢みそをかける。

★味を変えて まぐろやあじなどの魚、なすやずいきなどのアクのある野菜を使うときは、八丁みそや赤だしみそなどの豆みそを使うと、みその香りが強く、よく合う。食材に合わせてブレンドしても楽しい。

調理メモ 酢みそはすり鉢ですり混ぜるとなめらかにできるが、1〜2人分だと目減りが大きいのでボールのほうがよい。

 摂食困難 飲込困難 わけぎもえびも小さく刻む。からしは入れなくてもよい。白みそを赤みそに変えて、まぐろやあじの刺し身を使っても。

 口内炎 わけぎやえびを小さく刻む。みそマヨネーズにしてマイルドに。

副菜［あえ物・酢の物］

もやしとにんじんのごま酢あえ

材料（1人分）

にんじん	10g
もやし	70g
■ごま酢	
白すりごま	小さじ2
砂糖	小さじ1/3
しょうゆ	小さじ2/3
酢	小さじ1/2強
万能ねぎ	少量

昔ながらの家庭料理のごま酢です。ごま油や練りごまを使う中国風に比べて、さっぱりとした味で野菜の風味が生きます。

調理時間 20分

1人分	47kcal
たんぱく質	2.7g
塩分	0.6g

1 にんじんは細切りにする。万能ねぎは小口切りにする。

2 にんじんは塩少量（分量外）を加えた沸騰湯でゆでる。途中でもやしを加えてさっと火を通し、いっしょにざるにとって湯をきる。

3 しょうゆ、酢、砂糖、すりごまを混ぜ合わせ、2をあえる。

4 器に盛って万能ねぎを散らす。

注意症状 口内炎や飲込困難がある場合は、もやしを他のやわらかい食材に変えてみたり、ごま酢をマイルドにしてみる。

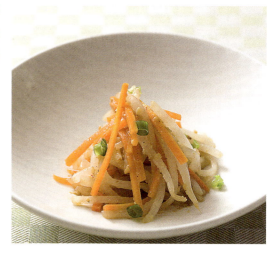

お手軽メニュー

冷凍焼きなすで簡単あえ物

焼きなすは作り方は単純でも、意外に手間がかかります。
でも、さっぱりとして口あたりよく、食欲のないときにぴったり。
そこでおすすめしたいのが冷凍の焼きなす。冷凍技術の進歩に驚嘆しつつ、いろいろな味で楽しんでみては。

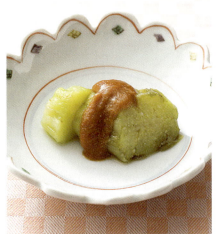

焼きなすの甘みそかけ

焼きなすの甘い果汁と甘みそのコンビは、心もなごむやさしい味です。

冷凍焼きなす1個は自然解凍してへたを落とし、食べよく切って器に盛る。みそ・砂糖各小さじ1を合わせてよく混ぜ、だし小さじ1/2でのばしてかける。

注意症状 甘みそに不快感がある場合はお浸しに。口内炎にみそがしみるときは、うす味にしたり、みそマヨネーズなどに変える。摂食困難な場合はなすを小さく刻む。

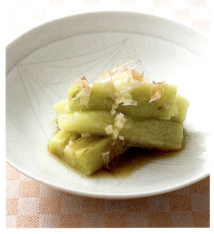

焼きなすのお浸し

焼きなすにはしょうがじょうゆが定番ですが、あえてみじん切りにして刺激を減らしました。

焼きなす1本は解凍してへたを落とし、長さを半分に切って細くほぐし、器に盛る。しょうがのみじん切りと削りガツオを少量のせ、だし・しょうゆ各小さじ1/3をかける。

注意症状 口内炎がある場合は、しょうがは省く。

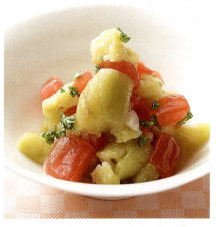

焼きなすとトマトのサラダ

なすと相性のよい油を使うと、甘味がぐんと引き立ちます。好みのドレッシングで召し上がれ。

焼きなす1個は解凍してへたを落として角切りにする。トマトも角切りに、玉ねぎ少量はみじん切りにする。以上を好みのドレッシングであえ、あればパセリのみじん切りを散らす。

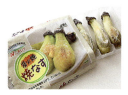

冷凍焼きなす

皮までむいてあるので、自然解凍してそのまま食べられる。手作りにするなら、へたのヒラヒラを落とし、グリルか焼き網にのせて、ときどきまわしながら直火で焼く。押して全体がやわらかくなったら水にとり、温かいうちに皮をむく。

お手軽メニュー

ねばねば野菜のあえ物

野菜の粘りけにはさまざまな成分が含まれていますが、ここに紹介した3つの野菜の粘りけには、ムチンという糖とたんぱく質の複合体が含まれています。ムチンは、唾液や胃粘液にも含まれる成分なので、消化を助け、胃を保護してくれるとか。胃の調子をととのえる前菜として絶好です。

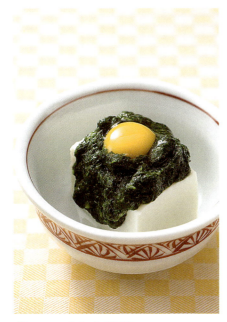

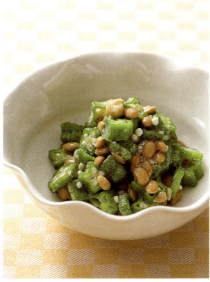

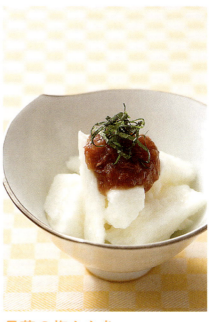

モロヘイヤとろろ

モロヘイヤはビタミンとミネラル、水溶性食物繊維の宝庫。旬の夏にゆでて冷凍しておくと重宝です。

モロヘイヤは葉を摘んで熱湯でやわらかくゆで、水にさらして水けを絞り、まな板に広げて細かくたたき刻んで粘りけを出す。絹ごし豆腐にのせ、うずらの卵を割り落とし、しょうゆかめんつゆをかけて食べる。

注意症状 白血球が減少しているときは、豆腐を加熱しうずら卵を避ける。

オクラ納豆

納豆の粘りけは納豆菌の仕業。納豆菌も消化酵素を豊富に含んでいるので、二重三重に胃腸を守ってくれます。

オクラは塩少量をまぶしてまな板の上で転がしてうぶ毛を除き、熱湯でゆでる。水にとってさめたら小口切りにする。納豆を加えてさらに包丁の先で細かくたたき、器に盛って納豆のたれであえる。

注意症状 納豆は好き嫌いがあるので注意する。白血球減少時は納豆を控える。

長芋の梅たたき

長芋は消化酵素ジアスターゼも豊富。大和芋より水けが多く、刻んでも食べやすいので、手軽に食べられます。

長芋は皮をむき、ポリ袋に入れて袋の上からすりこ木などでたたいて食べやすい大きさにし、器に盛る。梅肉5gにしょうゆ・みりん各小さじ1/3、削りガツオ少量を混ぜてのせ、青じそのせん切りを飾る。

注意症状 口内炎・飲込困難がある場合は刺激を与えるので避ける。白血球減少時には梅を避けるか梅肉とみりんを加熱する。

副菜［あえ物・酢の物］

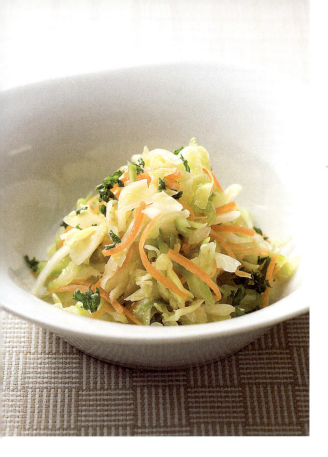

キャベツのせん切りサラダ

にんじんと玉ねぎを加えた生野菜のサラダですが、塩もみをしてからあえるので、浅漬け感覚で食べられます。

調理時間 **15**分
1人分	74kcal
たんぱく質	1.4g
塩分	0.2g

材料（1人分）
キャベツ	70g
にんじん・玉ねぎ	各10g
塩	少量(0.5g)
酢・油	各小さじ1/2
マヨネーズ	小さじ1
パセリ	適量

口内炎／胃不快感／下痢／飲込困難：刺激を与える心配があるので、様子をみながら食べる。

白血球減少：衛生に注意する。

摂食困難：生野菜はサラダよりジュースにするとよい。

1 キャベツは6〜7mm幅に切る。にんじんはせん切りに、玉ねぎはみじん切りにする。ボールに合わせて塩をまぶし、しんなりするまでおいて汁けを絞る。
2 別のボールに酢と油、マヨネーズを入れて泡立て器でよく混ぜ、1をあえる。
3 パセリを小さくちぎって加え、ざっとあえて器に盛る。

■ **もっと手軽に** 塩もみをしたあと、市販のドレッシングであえても。

マッシュポテトのタラモサラダ

タラモサラダはマッシュポテトにたらこを混ぜたスペイン名物。たらこの塩けとうまみ、ビタミンB$_2$で元気が出ます。

材料（1人分）
じゃが芋	50g
A 油	小さじ1強
A レモンの搾り汁	小さじ1
A おろし玉ねぎ	小さじ1/2
たらこ（生食用）	15g
マヨネーズ	小さじ2強
サニーレタス、ミニトマト	各適量
レモンの薄切り	1枚

調理時間 **25**分
1人分	188kcal
たんぱく質	5.1g
塩分	0.9g

味覚変化／嗅覚変化：たらこは混ぜずに上にのせて。

膨満感：量を控える。

白血球減少：たらこを生で使うので避ける。

1 じゃが芋はラップに包み、電子レンジで1分20秒加熱し、皮をむいてマッシャーかフォークの先でつぶす。
2 1が熱いうちにAを混ぜ、さます。
3 たらこは薄皮を除いてほぐし、マヨネーズとともに1に混ぜ、レタスとミニトマトとレモンを添えて盛る。

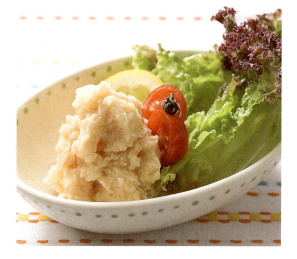

お手軽メニュー

野菜一つでシンプルサラダ

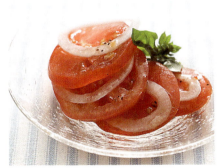

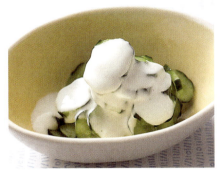

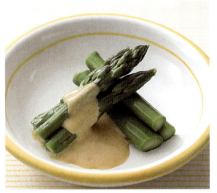

トマトと玉ねぎのスライスサラダ

酢と油のシンプルなドレッシングが、トマトの甘味を引き立てます。玉ねぎは香りを移すだけで、残しても。

トマトは横に7〜8mm厚さに切る。玉ねぎはごく薄く切って水にさらし、水けをふいてトマトと交互に重ねて器に盛る。市販品、または酢と油を1対2の割合で合わせて塩とこしょうを混ぜたドレッシングをかけ、冷蔵庫で冷やす。あればバジルを添えて盛る。

注意症状 口内炎にトマトやドレッシングがしみる。胃腸に刺激を与えたくない場合は玉ねぎを除いても。白血球減少時は衛生に注意して作る。

きゅうりのヨーグルトサラダ

これも冷蔵庫でしばらく冷やしておくと、きゅうりがしんなりし、ヨーグルトの酸味がまろやかになって、食べやすくなります。

きゅうりは皮をしま目にむいて薄い輪切りにし、器に盛る。プレーンヨーグルト50gにマヨネーズとこぶ茶各小さじ1/2を混ぜ合わせてかけ、冷蔵庫で15分ほど冷やしてから食卓へ出す。

注意症状 きゅうりが食べにくい場合は、トマトを使ってもおいしい。白血球減少時はこぶ茶の保存状態に注意し、手作りのヨーグルトは避ける。

グリーンアスパラのみそマヨサラダ

ゆで野菜にはマヨネーズが合いますが、ごはんのおかずにはあまり似合いません。おすすめは、みそ割りです。さやえんどう、ブロッコリーにもぴったりです。

グリーンアスパラガスはかたい根元を落として塩少量を加えた熱湯でゆで、湯をきってさます。半分に切って器に盛り、マヨネーズとみそを同割に合わせたみそマヨネーズをかける。

注意症状 口内炎や摂食困難、飲込困難の場合はアスパラを短く切り、みそを控える。また、ホワイトアスパラガスに変えてもよい。

副菜［サラダ］

お楽しみコラム

どこでもサラダはアメリカ人の功績!?

サラダの語源、ラテン語の「サル」は、塩のこと。アラブ半島の砂漠で遊牧民たちが、アラビア語で「サラータ」と呼ぶチサを生のまま、塩をつけて食べたのがサラダの起源。このチサがヨーロッパに渡ってレタスと呼ばれ、古代ローマ時代、すでに栽培されていたといいます。ただ、当時のサラダは独立した料理ではなく、肉や魚料理の添え物であり、主役は薬草やハーブでした。時代が進んでもそうした状況はあまり変わらず、19世紀まで、ヨーロッパのレストランのメニューには、サラダはほとんど載っていなかったといいます。サラダが独立した野菜料理として世界に広まったのはアメリカ人の仕業とか。生野菜好きの彼らが基地を作った地域に、やわらかく、アクが少ないサラダ菜やレタス、セロリなどの栽培を広め、生食できるよう衛生管理も伝授したのです。もともと主食作物しか栽培していなかったポリネシアやメラネシアの島々に、あるいは野菜を生で食べる習慣のなかった日本にサラダが定着したのも、アメリカ人が地球のどこに行っても生野菜を食べたいと望んだゆえなのです!

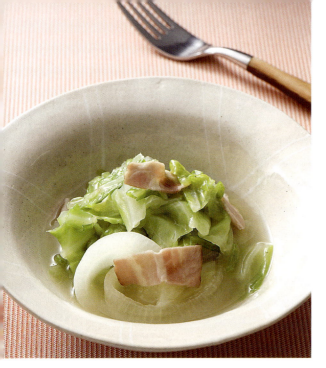

キャベツのスープ煮

キャベツと玉ねぎをうす塩でじっくりと煮て甘味とうまみを引き出し、元気回復に役立つ成分をまるごといただきます。

調理時間 15分

1人分	66kcal
たんぱく質	2.5g
塩分	0.8g

嗅覚変化：においが気になるようなら、さまして食卓へ。

材料（1人分）
- キャベツ（芯を除いて）……70g
- 玉ねぎ……15g
- ベーコン……10g
- チキンブイヨン……1/4個（1.5g）
- 水……3/4カップ
- ローリエ……1/4枚
- 塩・こしょう……各少量

1 キャベツはかたい芯を除いてざく切りにする。玉ねぎは2cm幅くらいの輪切りか半月形に切る。ベーコンは細く切る。

2 なべに1を入れて水をひたひたに加え、ブイヨンを砕いて散らし、ローリエをのせて強火にかける。煮立ったら弱火にしてふたをし、キャベツがやわらかくなるまで20～30分煮る。

3 塩とこしょうで調味し、汁ごと器に盛る。

花野菜とほたて缶のくず煮

ブロッコリーもカリフラワーも下調理なしですむ手軽さに加え、とろけるほどやわらかく、栄養も満点。パンにも合います。

材料（2人分）
- カリフラワー……80g
- ブロッコリー……80g
- ほたて水煮缶……小1缶
- 鶏がらスープのもと……小さじ1/4
- 水……1/2カップ
- うす口しょうゆ……小さじ1/3
- かたくり粉……小さじ1/2

1 カリフラワーとブロッコリーは小房に分け、大きいものは2つに切る。

2 なべに水とスープのもと、ほたての缶汁大さじ2弱を入れ、火にかけてスープのもとがとけたらカリフラワーを加えて7～8分煮る。ブロッコリーを加えてさらに好みのやわらかさになるまで煮、しょうゆで調味する。

3 ほたてをほぐして加え、倍量の水でといたかたくり粉を流し、全体に混ぜながらとろみをつける。

調理時間 20分

1人分	81kcal
たんぱく質	11.6g
塩分	0.8g

吐き気／味覚変化／嗅覚変化：不快感を感じる場合は濃口しょうゆで調味するとよい。

摂食困難：小さく刻む。またはミキサーにかけてペースト状に。

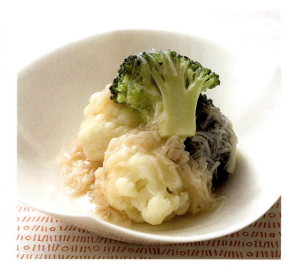

> お手軽メニュー

5分でできる煮浸し

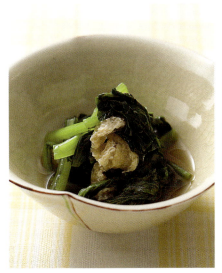

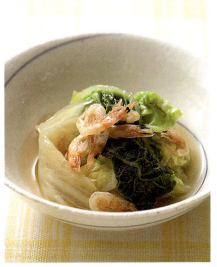

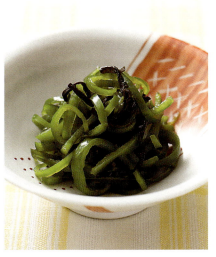

小松菜と油揚げの煮浸し

ゆでただけではシャキシャキ感が残る小松菜が煮るとくったり。ぐんと食べやすくなります。

小なべにだし1/4カップとみりん・しょうゆ各小さじ2/3を煮立て、油揚げの細切り1/4枚分を入れてひと煮する。小松菜70gを3cm長さに切って入れ、ときどき混ぜながら3～4分煮る。

注意症状 食べにくい場合は油揚げを刻んだり、湯葉や麩に代えるとよい。和風だしが不快な場合は、油揚げを焼いてあえ物に。

白菜とさくらえびの煮浸し

淡白な白菜に、さくらえびのうまみと風味がよく合います。白菜を水菜や青梗菜に変えてもよいでしょう。

小なべにさくらえび2gと鶏がらスープのもと少量と水1/4カップを入れて煮立て、白菜70gのざく切りを加えて煮る。白菜がしんなりしたらみりん小さじ1/2、しょうゆ小さじ1/4で調味してひと煮する。

注意症状 さくらえびの香りを不快に感じる場合は油揚げや湯葉、麩に代えて。

ピーマンと塩こんぶの煮浸し

ピーマンのあっさりとした風味と塩こんぶのうまみの組み合わせは、和風のカツオだしの味を不快に感じるときに最適です。

ピーマン2個は細切りにし、塩こんぶの細切り5gとともに小なべに入れ、水大さじ2を加える。混ぜながらピーマンがしんなりするまで煮る。

■ **もっと手軽に** 耐熱容器にピーマンとこんぶを入れ、ラップをして電子レンジで1分加熱し、全体を混ぜてさらに1分加熱する。

注意症状 ピーマンの香りが苦手ならさめてから食卓へ。においの強い野菜が気になるときは、いったんさますとよい。

副菜 [煮物]

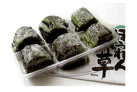

冷凍ほうれんそう

下ゆでが必要な緑黄色野菜は冷凍素材が便利。おなじみのかぼちゃやブロッコリーのほか、最近のおすすめは写真のほうれんそう。小松菜、菜の花、モロヘイヤ、ピーマンの細切りもある。いずれも冷凍技術の進歩から、かつてのような水っぽさや歯ごたえの悪さが払拭され、青菜は自然解凍してそのままお浸しにしても美味。煮浸しやいため物にするときは、凍ったまま加熱して。

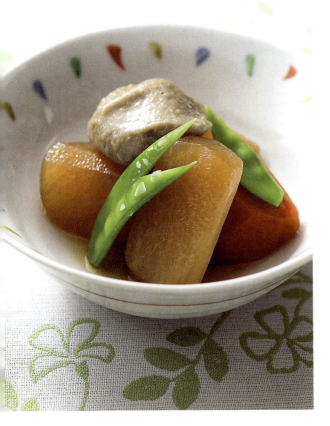

大根とつみれのうま煮

ぶり大根やいか大根など、大根には定番の相手役がありますが、手軽にできてにおいも少ないのは練り製品です。

調理時間 **40**分

1人分	66kcal
たんぱく質	4.8g
塩分	1.5g

和風だしの風味が不快な場合は、ほたて缶などとスープ煮に。

細かく刻み、さやえんどうは省く。

材料（2人分）

大根（皮をむいて）	140g
にんじん	30g
だし	2½カップ
みりん・しょうゆ	各小さじ2
つみれ	2個(50g)
さやえんどう	2枚

1 大根は皮を厚めにむいて乱切りにし、水から入れてやわらかくなるまでゆで、ざるにあげて水けをきる。

2 にんじんも乱切りにする。つみれは大きいものは一口大に切る。

3 なべにだしと調味料を合わせ、大根とにんじんを入れて火にかける。煮立ったら火を弱めて落としぶたをし、30分煮る。つみれを加えてさらに4～5分煮る。

4 最後にゆでて食べよく切ったさやえんどうを散らして火を止める。

里芋の煮ころがし

食べやすく胃腸にもやさしい里芋の唯一の欠点は下調理がめんどうなこと。冷凍里芋を使えば煮汁に入れるだけですみます。

調理時間 **30**分

1人分	87kcal
たんぱく質	2.7g
塩分	1.0g

材料（2人分）

里芋（冷凍）	170g
だし	1カップ
しょうゆ	小さじ2
砂糖	大さじ1
酒	大さじ2
ゆずの皮（飾り用）	少量

うすめの煮汁といっしょに、ゆるいマッシュ状にしてもよい。

食べすぎないようにする。

1 なべにだしと調味料を合わせて火にかけ、煮立ったら火を弱め、里芋を重ならないように並べる。ときどき煮汁をかけながら約20分煮る。

2 竹串がすっと通れば火が通っているので、火を少し強めてなべごと揺すって残りの煮汁をからめる。

3 器に盛り、あればゆずの皮を飾る。

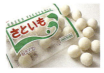

調理メモ 冷凍里芋は、皮をむいて加熱してあるので、凍ったまま煮汁に入れるだけ。

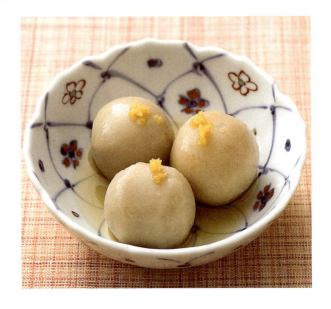

かぼちゃの甘煮

しょうゆをきかせて甘辛味に煮るおふくろの味は、さめてもおいしく、食欲のないときも意外にすんなり食べられます。

調理時間 **20**分　1人分　59kcal
たんぱく質　1.3g
塩分　0.6g

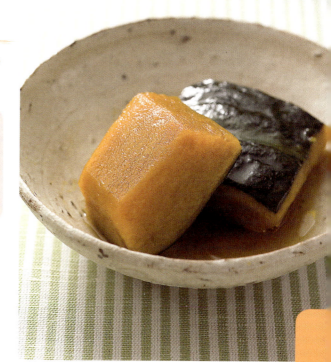

材料（2人分）
かぼちゃ（皮つきで）……90g
だし……1/2カップ
砂糖……小さじ1½
みりん……大さじ1/2
しょうゆ……大さじ1¼

口内炎　飲込困難
うすめの煮汁といっしょに、マッシュ状にしてもよい。

膨満感　控えめに食べる。

1 かぼちゃは一口大に切る。
2 なべにかぼちゃを皮を下にして並べ、だしと調味料を加えて火にかけ、煮立ったら火を弱めて落としぶたをし、煮汁が少なくなるまで煮る。

■ **もっと手軽に**　冷凍かぼちゃを使うとよい。その場合は煮汁を煮立てたところに入れ、中火の火加減で煮る。弱火で時間をかけると煮くずれしやすい。

副菜［煮物］

さつま芋のレモン煮

レモン汁を加えるとさつま芋の黄色が鮮やかになり、甘味がすっきりします。冷たく冷やしておやつにもどうぞ。

材料（2人分）
さつま芋（皮つきで）……100g
水……1½カップ
レモンの搾り汁……小さじ1強
はちみつ……大さじ1弱

調理時間 **20**分　1人分　111kcal
たんぱく質　0.6g
塩分　0g

1 さつま芋は7mm厚さの輪切りにして水にさらし、アクを抜く。
2 なべにさつま芋を並べ、水とレモン汁を入れて火にかける。煮立ったらアクを除いて弱火にする。
3 はちみつを加え、落としぶたをして煮汁がほとんどなくなるまで煮る。

★ **味を変えて**　バターを少量加えて煮てもおいしい。

口内炎　レモン汁がしみるようなら量をかげんするか、甘煮やリンゴ煮にするとよい。

飲込困難　マッシュ状にしたり、バターを加えてしっとりとさせてもよい。

膨満感　食物繊維の多い皮を残し、食べすぎないようにする。

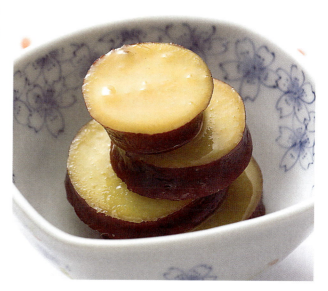

soup

あさりのみそ汁

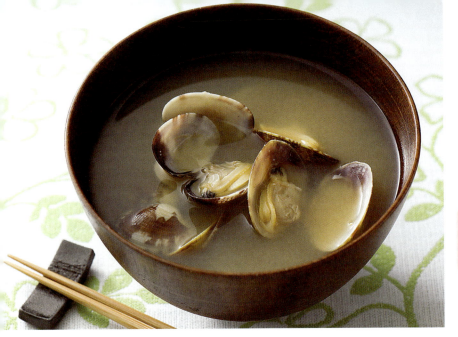

あさりがもたらすの潮の香りのせいか、たいていの症状の人がおいしく食べられます。好みの香味野菜を添えてどうぞ。

材料（2人分）
あさり（殻つき・砂抜きをしたもの）	70g
だし	2/3カップ
みそ	大さじ1/2

1 あさりは殻と殻をすり合わせるようにして表面の汚れを洗い落とし、水けをきる。
2 なべにあさりを入れてだしを加え、火にかける。煮立ったら浮いた泡をすくい捨て、殻が開いたら火を止める。
3 みそをとき入れて全体にまわし、再び火にかけて煮立つ直前に火を止める。

調理メモ 吸い口に、万能ねぎの小口切り、せりや三つ葉、しょうがのおろし汁などを添えても。

調理時間 **10分**
1人分　28kcal
たんぱく質　3.2g
塩分　1.9g

嗅覚変化 少しさましてから飲んだり、具のあさりを変えてみる。
口内炎 しみないように汁の濃さを調整したり、牛乳を少し入れてみる。熱すぎも注意。
摂食困難 あさりは無理をして食べずにみそ汁を味わって。

しみる時は注意しましょう
口内炎や咽頭炎でしみる時は温度や塩分濃度、具による物理的刺激に配慮します。

赤だしなめこ汁

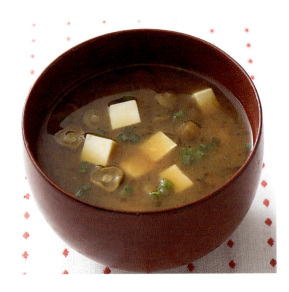

さっぱりとした赤だしの風味と、豆腐となめこのなめらかなのど越しが食欲をそそります。米みそを合わせてもよいでしょう。

材料（1人分）
絹ごし豆腐	20g
なめこ	20g
だし	2/3カップ
豆みそ・米みそ	各小さじ1
万能ねぎ	適量

1 なめこはざるに入れて流水で洗う。万能ねぎは小口切りにする。
2 だしを温めてなめこを入れてひと煮する。
3 みそをだし少量でといてなべに入れ、豆腐を7mm角に切って加える。再び煮立つ直前に火を止めて万能ねぎを散らし、器に盛る。

調理時間 **15分**
1人分　40kcal
たんぱく質　3.4g
塩分　1.7g

調理メモ 豆みそと米みその割合は好みでよい。

嗅覚変化 少しさましてから飲んでみる。なめこのにおいが気になればやめる。
口内炎 汁の濃さや温度に注意。

お手軽メニュー

身近な食材で簡単すまし汁

※汁物は全般ににおいが気になる場合は、ふたをとって少し冷ましてから飲んでみる。汁物の味つけや温度で口内炎にしみることがあるので調整。

かきたま汁
とろりとのど越しよく、卵で栄養価も満点です。

だしを温めてうす口しょうゆと塩で調味し、水どきかたくり粉を流してうすくとろみをつける。卵を割りほぐして菜ばしを通して細く流し、火を止めて余熱で半熟に火を通す。器に盛って万能ねぎの小口切りを散らす。

注意症状 においが気になるようなら、冷やしてもおいしい。むせる場合はかたくり粉を増やすとよい。

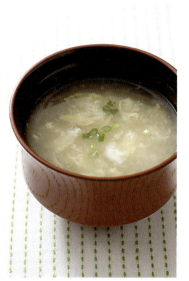

とろろこんぶ汁
うまみ成分の宝庫、こんぶが具とだしを兼ねるので、だしがなくてもだいじょうぶです。

器にとろろこんぶと斜め薄切りにした万能ねぎを入れ、あれば沸騰しただし、なければ沸騰した湯を注ぎ、しょうゆ少量で調味する。

調理メモ 湯を注ぐ場合は削りガツオをひとつまみ加えるとよい。梅干しをしょうゆ代わりに加えても。味覚に変化があるとき、とろろが不快に感じることもある。

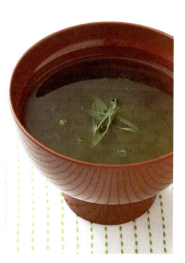

はんぺんと三つ葉のすまし汁
おなじみの組み合わせですが、手軽にできて、くせのない味。いつでも喜ばれる名コンビです。

だしを温めてうす口しょうゆと塩で調味し、はんぺんを食べよく切って加える。下ろしぎわに三つ葉のざく切りを散らす。

注意症状 かみにくい場合は、はんぺんを小さく刻み、三つ葉は香りだけ移して除いても。はんぺんの代わりに麩を使ってもよい。

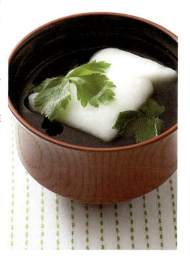

精進汁
野菜だけを具にしたあっさりとしたすまし汁です。旬の野菜で季節の風味を楽しみましょう。

大根は薄い短冊に切り、にんじんは薄い半月形に切る。だしに大根とにんじんを入れてやわらかくなるまで煮、うす口しょうゆと塩各少量で味をととのえる。

調理メモ だしは即席だしのもとを湯にとかしてもよいが、こんぶや干ししいたけを水につけて出す精進だしでもおいしい。半日くらい水につけてとり出すだけでよく、残ったこんぶやしいたけは煮物に使うと早く煮える。

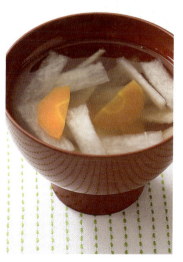

汁物［みそ汁・すまし汁］

（化学調味料のだしは手軽だが、治療中は口中にまとわりつくような不自然な味がしたり、さめてもにおいがきつく気になるという患者さんの声もあります）

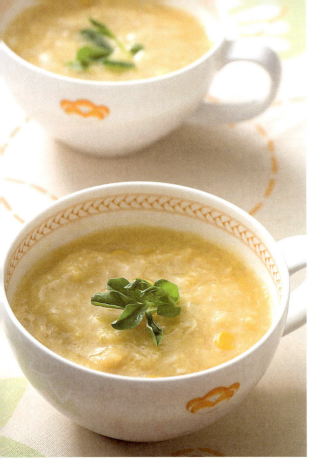

中国風コーンスープ

鶏がらスープをベースに、かたくり粉でとろみをつけてかきたま仕立てにした中国風は、こくがあってあっさり。やさしい味です。

調理時間 **15**分　1人分 114kcal　たんぱく質 4.6g　塩分 1.4g

| 嗅覚変化 | さましてから食卓へ。 |
| 口内炎 | 汁の濃さや温度に注意。 |

材料（2人分）

A	鶏がらスープのもと	小さじ1
	水	1¾カップ
クリームコーン(缶詰め)		150g
長ねぎのみじん切り		大さじ2
うす口しょうゆ		小さじ1/3
かたくり粉		小さじ1⅓
卵		1個
豆苗（あれば）		少量

1 なべにAを入れてスープのもとを煮とかし、コーンとねぎを加える。煮立ったら弱火にして5分煮、しょうゆで味をととのえる。
2 かたくり粉を倍量の水でといて流し、とろみがつくまで煮る。
3 卵を割りほぐして流し入れ、さっと混ぜて火を通す。
4 器に盛ってあれば豆苗を添える。

モロヘイヤと豆腐のスープ

ビタミンとミネラルの宝庫、モロヘイヤの粘りけをスープのとろみに生かしました。口や胃腸の粘膜にもやさしいので安心です。

材料（1人分）

モロヘイヤ(葉先)		40g
絹ごし豆腐		20g
A	長ねぎのみじん切り	小さじ1
	鶏がらスープのもと	小さじ1/2
	水	1カップ
	かき油	小さじ1/2強
	みりん	小さじ1強

調理時間 **10**分　1人分 44kcal　たんぱく質 3.3g　塩分 0.9g

| 嗅覚変化 | 冷やして食べるとよい。 |
| 口内炎 | 汁の濃さや温度に注意。 |

1 モロヘイヤはやわらかい葉先を選び、包丁で細かくたたき刻む。
2 なべにAを合わせて煮立て、モロヘイヤを加える。豆腐をさいの目に切って入れ、アクをすくいながら煮る。豆腐が浮かび、モロヘイヤに火が通ってとろみがつけばでき上がり。

調理メモ モロヘイヤの葉が大きく育ってかたそうなら、葉を摘んで熱湯でさっとゆでて水にさらしてから刻み、でき上がりに加える。

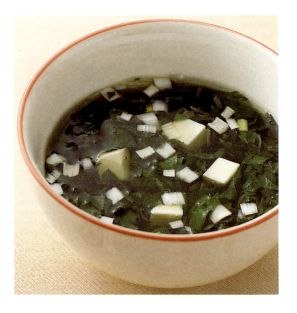

> お手軽メニュー

市販食品で作る具だくさんスープ

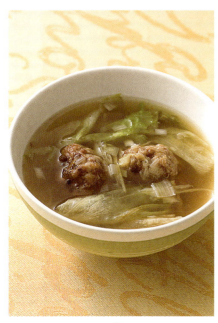

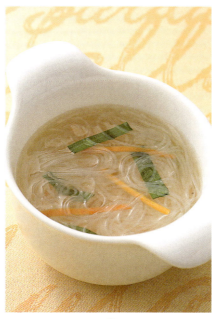

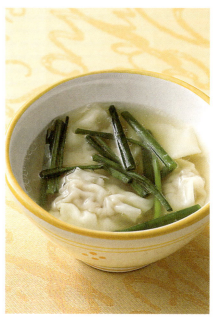

肉団子のスープ

市販の肉団子をそのまま皿にのせて出す代わりに、手近な野菜とスープ仕立てに。ぐんと食べやすくなります。

鶏がらスープのもとを湯にとかしてスープを作り、ねぎの斜め薄切りとしょうがのせん切り少量、市販の中華肉団子を加える。煮立ったらレタスをちぎってを加え、味をみてしょうゆで調味する。

注意症状 肉の風味が不快な場合もあるので注意する。汁の味つけや温度でしみることがあるので注意。摂食困難時には、レタスを大根のせん切りに変えてやわらかく煮、肉団子はほぐすとよい。

はるさめスープ

おなじみのはるさめはつるつるとのど越しよく、どんなスープに入れても合います。もどさずに入れると、いっそうとろみが出ます。

鶏がらスープのもとを湯にとかしてスープを作り、しょうゆ少量で調味する。にんじんはせん切りにし、はるさめは洗ってざく切りにして加え、はるさめが透き通るまで煮る。にらのざく切り少量を散らし、ごま油数滴を加えて火を止める。

注意症状 においが気になるときはさまして食卓へ。スープ味を不快に感じるときは酢を落としても。汁の味つけや温度でしみることがあるので注意。

ワンタンスープ

ワンタンに限らず、蒸しギョーザを使っても。点心の皮で主食も兼ねることができます。

鶏がらスープのもとを湯にとかしてスープを作り、煮立ったところに市販のワンタン加えて火を通す。味をみてしょうゆで調味し、万能ねぎをざく切りにして加え、火を通す。

注意症状 スープ味を不快に感じるときは食卓で酢を落とすとよい。汁の味つけや温度でしみることがあるので注意。

汁物【中国風スープ】

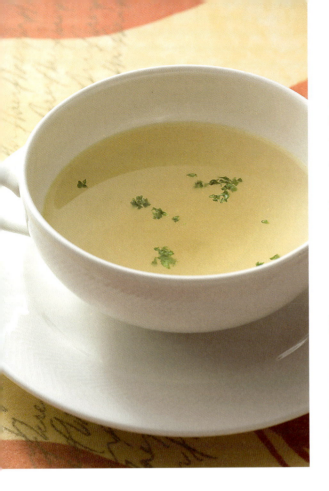

コンソメスープ

和風だしの香りはいやでも、いわば洋風のすまし汁のコンソメスープが飲みやすいという人が少なくありません。家庭で手作りにするのはむずかしいので、市販品を利用します。香味野菜や浮き身を加えたり、下の例のように野菜を加えて煮るなど、いろいろな楽しみ方をくふうしてみましょう。

調理時間 **5**分

1人分	10kcal
たんぱく質	1.4g
塩分	1.6g

嗅覚変化／口内炎：症状に応じて味を調整。少しさましてから飲むとよい。

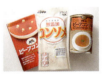

コンソメスープは、湯を注ぐだけのインスタントスープから高級総菜缶詰めまでいろいろなタイプがあるので、好みの味を見つけてみて。

コンソメスープに  プラスワン

野菜を加えてミネラル補給

トマトコンソメ

トマトはうまみ成分、グルタミン酸の宝庫です。コンソメに入れると動物性食品のうまみとの相乗効果でさらにおいしくなります。

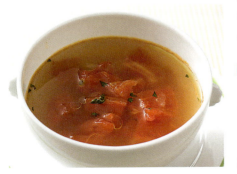

● **材料と作り方**

コンソメスープを作り、玉ねぎのみじん切り少量を加えてひと煮し、トマトの水煮のざく切り、缶汁と砂糖各少量を加え、煮立ったら弱火にして10分煮る。こしょうとパセリのみじん切り、オリーブ油数滴を加える。

注意症状 においが気になるときは冷やすとよい。トマト味に違和感を感じる場合はトマトを控える。しみるときは味を調整し、少しさましてから飲むとよい。

角切り野菜のコンソメ

いろいろな野菜を小さく切って煮るだけですが、風味と歯ごたえのハーモニーが楽しい一品。いろいろな野菜で試してみましょう。

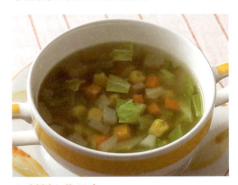

● **材料と作り方**

玉ねぎ、にんじんは5mm角に、キャベツは1cm角に切る。以上とコーンをコンソメスープに入れて火が通るまで煮、塩とこしょうで調味する。

注意症状 においが気になる場合は冷やして食べるとよい。しみるときは味を調整し、少しさましてから飲むとよい。

にんじんの和風ポタージュ

ポタージュはまろやかな口あたりで野菜がたくさんとれるのも魅力です。家庭でも手軽にできるレシピを紹介します。

材料（1人分）
にんじん	100g
白みそ	小さじ2
粉末だしのもと	小さじ1/2
牛乳	2/3カップ
にんじん、ディル（飾り用）	各適量

1 にんじんは細く切ってラップに包み、電子レンジで2分加熱する。
2 フードプロセッサーににんじんを移し、牛乳大さじ2を加えてなめらかに撹拌する。残りの牛乳、みそ、だしのもとを加えて均一になるまでさらに撹拌する。
3 なべに移して温めるか、冷蔵庫で冷やしてから器に盛る。あれば飾りのにんじんとディルを添える。

調理メモ 飾りのにんじんはにんじん形にむいてラップに包んで電子レンジで加熱する。

★味を変えて そら豆、枝豆、グリーンアスパラガスも合う。

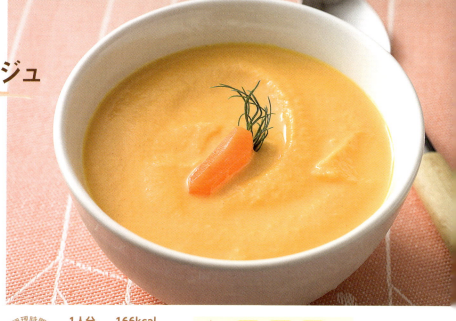

調理時間 15分　1人分 166kcal　たんぱく質 6.8g　塩分 1.6g

 味覚変化　嗅覚変化　口内炎
症状に応じ味を調整し、冷たく冷やすとよい。

汁物［洋風スープ］

かぼちゃのポタージュ

かぼちゃはでんぷんが多いので、蒸してつぶせば即、ポタージュ。フォークでつぶして粒が残るよう仕上げてもおいしいものです。

材料（1人分）
かぼちゃ（皮をむいて）	90g
玉ねぎ	30g
チキンブイヨンのもと	3/4個
牛乳	3/5カップ
生クリーム	大さじ1
かぼちゃの皮（飾り用）	少量

1 かぼちゃは皮をむいて3つくらいに切る。玉ねぎもざっと切る。
2 かぼちゃはラップに包んで電子レンジで1分加熱する。
3 フードプロセッサーにかぼちゃ、玉ねぎ、ブイヨン、牛乳大さじ2程度を入れてなめらかに撹拌し、残りの牛乳を加え、均一に撹拌する。
4 なべに戻して温め、生クリームを加える。器に盛って皮を飾る。

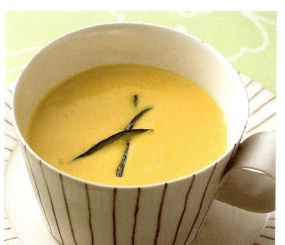

調理時間 30分　1人分 250kcal　たんぱく質 6.6g　塩分 1.4g

 味覚変化　嗅覚変化　口内炎
症状に応じ味を調整し、冷たく冷やすとよい。

★味を変えて じゃが芋と長ねぎの組み合わせで同様に作ってもよい。

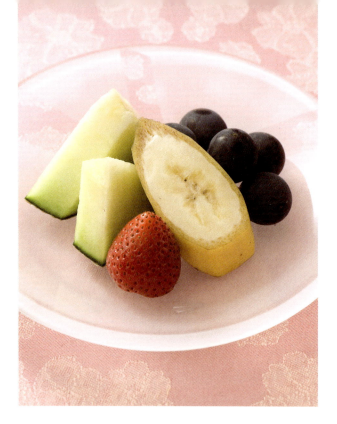

dessert
フレッシュフルーツ

果物の甘い香りとみずみずしい味は、どんなときにも口に入りやすいもの。ビタミンCやカリウム、食物繊維のほか、エネルギー補給にも役立ちます。消化酵素を含んでいる果物も少なくありません。旬の果物で食卓に季節感を運びましょう。

 食欲不振

味覚変化	口内炎	飲込困難	消化酵素の多いパイナップル、パパイヤ、マンゴー、キウイなどは不快感や刺激を感じることがあるので注意する。
下痢			食物繊維の多いパイナップル、酸味の強いキウイなどは控える。脂肪の多いアボカドも注意する。
摂食困難			果肉のやわらかい桃やメロンなどを小さく切るかジュースに。缶詰めの果物もおすすめ。
白血球減少			よく洗ってから皮をむき、カットする。ぶどうやいちごなどベリー系の皮をむかないフルーツは特に注意して洗うか、控える。

フルーツに **+1** プラスワン

気分転換に食べ方を変えて

フルーツポンチ
炭酸のさわやかな酸味で果物の甘味が引き立ち、気分もすっきり。食欲が回復するきっかけになることも多いメニューです。

● 材料と作り方
好みの果物を食べやすく切って、サイダーを注ぐ。缶詰めの果物も組み合わせると食べやすい。

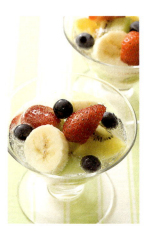

口内炎	下痢	飲込困難	炭酸が刺激を与えることがあるので注意する。
摂食困難			食べやすい大きさに切る。炭酸はむせやすいので注意。
白血球減少			よく洗ってから皮をむき、カットいちご、ブルーベリーは特に注意して洗うか控える。

 膨満感 炭酸は避ける。

フルーツヨーグルト
果物とヨーグルトは相性のよい名コンビです。果物とヨーグルトのどちらを主役にするかはTPOで加減しましょう。

● 材料と作り方

いちご、キウイフルーツ、バナナなどを食べよく切って器に盛り、好みのヨーグルトをかける。あればブルーベリーとくるみを散らす。

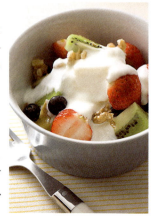

味覚変化				酸味の少ない果物を小さく切って少量使い、ヨーグルトを主役にするとよい。
口内炎	下痢	摂食困難	飲込困難	酸味の少ない果物を小さく切って少量使い、ヨーグルトを主役に。
白血球減少				よく洗ってから皮をむきカットする。いちごやブルーベリーなど皮をむかない果実は特に注意して洗うか控える。

材料（2人分）
マスカットなど大粒ぶどう……100g
粉ゼラチン……小さじ3/4強（2.5g）
A ┌ 水……………………70ml
　├ 白ワイン…………大さじ2
　└ 砂糖………………大さじ1½

調理時間 **20**分

1人分	65kcal
たんぱく質	1.3g
塩分	0g

味覚変化 ゼラチンに不快感を持つときは寒天に。

1 耐熱容器に水大さじ2（分量外）を入れ、ゼラチンをふり入れてよく混ぜ、10分ほどおいてふやかす。
2 ラップをせず、電子レンジで30秒加熱してゼラチンを煮とかす。
3 別の耐熱容器にAを合わせ、電子レンジで1分加熱して混ぜ、砂糖をとかす。熱いうちに2のゼラチン液を加えて混ぜ、さめるまでおく。
4 ぶどうは皮と種を除き、大きいものは半分に切り、器に入れる。3のゼリー液を等分に流し入れ、冷蔵庫で冷やしかためる。

★ **味を変えて** 果物は酸味の少ないメロン、桃、いちじくなどを。消化酵素の多いものや酸味の強いものはかたまりにくいので注意する。

● **もっと手早く** 粉ゼラチンは水でふやかさずにふり入れるだけでとける顆粒タイプのものもあるので、時間を短縮したいときに便利。

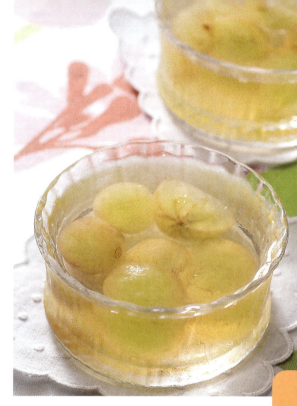

ぶどうのゼリー

つるんとのど越しのよいフルーツゼリーも人気メニューです。市販品は香料の強いものが多いので、手作りにすると安心です。

デザート［果物］

りんごとプラムの甘煮

りんごは、煮るといっそう甘味が凝縮しておいしく、食べやすくなります。まとめて作り、ヨーグルトやゼリーにも活用して。

材料（2人分）
りんご……………………200g
ドライプルーン（種なし）……4個
レモンの搾り汁……………小さじ1
砂糖………………………大さじ1

調理時間 **40**分

1人分	110kcal
たんぱく質	0.6g
塩分	0g

1 りんごは皮つきのままくし形に切る。耐熱容器に並べてラップをかけ、電子レンジで4分加熱する。
2 ポリ袋にプルーン、砂糖、レモン汁を入れ、1のりんごを蒸し汁ごと加え、袋の口を絞って全体に液がまわるようにして味をなじませる。
3 さめたら冷蔵庫で冷やす。
4 器に盛って、あればディルを飾る。

摂食困難 りんごはフォークでつぶして食べるとよい。プラムは避ける。

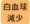
白血球減少 ドライフルーツは一度加熱するか避ける。

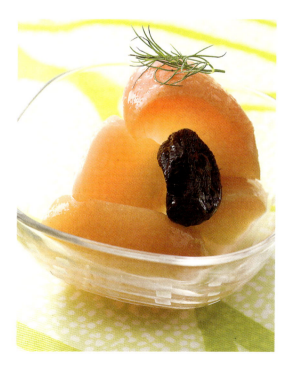

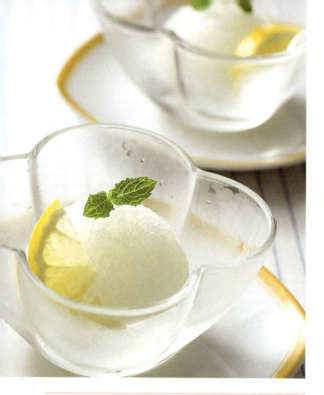

レモンシャーベット

甘い清涼感が一瞬にして全身に広がるシャーベットは、多くの症状をやわらげてくれます。まず筆頭格レモンをお試しください。

調理時間 **60**分

1人分	108kcal
たんぱく質	0.2g
塩分	0g

 吐き気　嗅覚変化

 口内炎　レモンの酸味が刺激になる場合は他の果汁に変える。

 胃不快感　下痢　冷たさが刺激になるので、少しずつゆっくり食べること。

 白血球減少　調理器具や保管中の衛生に注意する。

材料（2人分）
- レモンの搾り汁……1/4カップ
- 砂糖……50g
- 水……1カップ
- レモンの薄切り、ミント（あれば）……各適量

1 ホーローなべに水と砂糖を入れて砂糖を煮とかす。
2 あら熱がとれたらレモン汁を加える。
3 容器に流して冷凍庫に入れる。
4 表面が凍ったらフォークで底から混ぜて全体に空気を含ませる。これを3〜4回くり返す。
5 ディッシャーなどで器に盛り、レモンとミントを飾る。

★味を変えて　レモンの搾り汁の代わりにオレンジやいちごなど、好みの果汁を使って。その場合、砂糖は半量くらいでよい。

■もっと手軽に　サイダーやジュースをそのまま凍らせれば簡単にシャーベットになる。

トマトシャーベット

意外かもしれませんが、そのおいしさを多くの患者さんが証言しています。生トマトより手軽で栄養価の高いジュースを使えば手軽です。

材料（2人分）
- 無塩トマトジュース……4/5カップ
- オレンジジュース……1/5カップ
- 砂糖……大さじ2
- レモンの薄切り、バジル（飾り用）……各適量

調理時間 **50**分

1人分	81kcal
たんぱく質	0.9g
塩分	0.3g

1 トマトとオレンジジュースに砂糖を加え、ざらつきがなくなるまでよく混ぜ、容器に入れて冷凍する。
2 表面がかたまったらフォークで底から混ぜ、これを3〜4回くり返す。
3 器に盛ってレモンとバジルを飾る。

 口内炎　胃不快感　下痢　冷たさが刺激になるので、少しずつゆっくり食べること。

 白血球減少　調理器具や保管中の衛生に注意する。

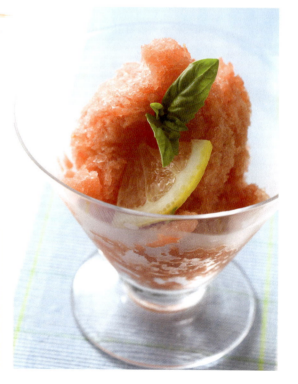

アイスクリーム

消化のよい乳たんぱくや乳脂肪に、砂糖もたっぷり加わって、エネルギー補給に最適な食品です。口どけがよく、胃腸にもやさしい点でも安心です。いろいろな市販品が豊富に出まわっているので、じょうずに利用しましょう。

  飲込困難

 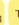 胃不快感 下痢 少しずつゆっくり食べるようにする。

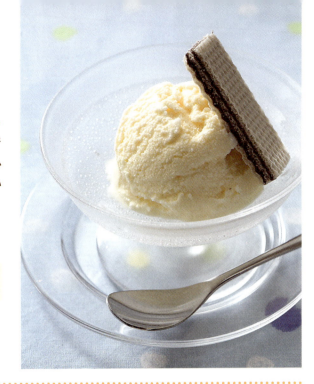

アイスクリームに +1 プラスワン
穀物や豆や果物でビタミン、食物繊維を補って

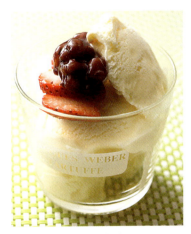

アイスいちご大福風
いちごでビタミンC、あずきでエネルギー代謝を促すビタミンB₂を補給できます。

器にアイスクリームを盛り、いちごの薄切りとゆであずき大さじ2をのせる。

注意症状 口内炎や胃の不快感がある場合はいちごの種が刺激を与えるので果肉だけを使う。下痢の場合はあずきは控える。

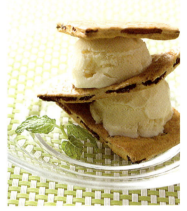

アイスのクラッカーサンド
ドライフルーツ入りの全粒粉や雑穀クラッカーを選ぶと、ビタミン、ミネラル、食物繊維と、アイスでとれない栄養素が満点です。

ドライフルーツ入り雑穀クラッカー(写真は「毎日果実」)にアイスクリームをはさんで器に盛る。

注意症状 口内炎、飲込困難がある場合はクラッカーをカステラにし、アイスによくひたして食べる。胃腸症状がある場合は量を控える。

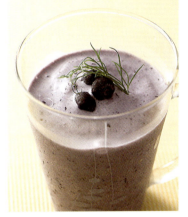

ブルーベリーシェイク
冷凍果実とミキサーにかけると即、ファーストフードのシェイクができます。バナナやいちごを冷凍して使っても。

冷凍ブルーベリー50g、牛乳1/4カップ、アイスクリーム100gをフードプロセッサーかミキサーで攪拌する。ブルーベリー少量とディルを飾って。

注意症状 下痢症状がある場合は量を控える。

(白血球減少時、いちごやブルーベリー、ドライフルーツなどの皮をむかない果実は、特に注意して洗うか、控えてください)

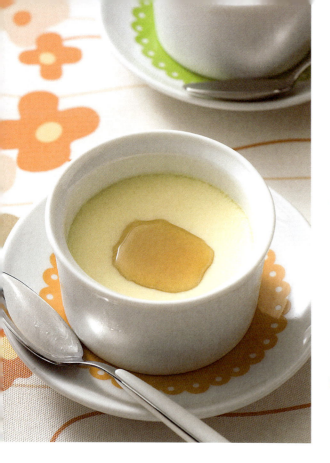

カスタードプリン

食べやすさ、栄養価の高さ、消化のよさでもいちばんのデザート。家庭では、電子レンジでできる蒸しプリンでシンプルな味に。

調理時間 60分

1人分	142kcal
たんぱく質	5.6g
塩分	0.3g

 飲込困難

 味覚変化 カラメルソースの濃厚な味を添えると食べやすい。

調理メモ カラメルソースは砂糖を焦がしたものなので、むしろ添えないほうが胃腸に刺激を与えない。カステラを刻んで加えて作ってもよい。

材料（2人分）
- 卵……………………1個
- 牛乳…………………3/4カップ
- 砂糖…………………大さじ2
- バニラエッセンス……少量
- 塩……………………ごく少量
- メープルシロップ……小さじ2

1 ボールに卵をときほぐし、砂糖を加えよく混ぜ、牛乳、塩、エッセンスを加えてさらによく混ぜる。
2 1を茶こしを通して容器2個に流し、深めのなべに並べる。容器の高さの6分目まで水を入れ、なべぶたをふきんで包んでかぶせる。
3 強火にかけて蒸気が立ったらごく弱火にし、約15分蒸す。
4 さましてシロップをかける。

かぼちゃのカスタード

カスタードプリンの生地に卵の代わりにかぼちゃを加えたビタミン満点のクリームです。温かいうちでも冷やしても美味。

調理時間 20分

1人分	206kcal
たんぱく質	3.7g
塩分	0.4g

材料（1人分）
- かぼちゃ……………75g
- 牛乳…………………大さじ3
- 生クリーム、またはコーヒークリーム……大さじ1
- 砂糖…………………大さじ1⅓
- ラム酒、塩…………各少量
- シナモンスティック、レーズン、かぼちゃの皮（飾り用）……各適量

1 かぼちゃは皮をむいてラップに包み、電子レンジで1分半加熱する。
2 牛乳は耐熱容器に入れて電子レンジで20〜30秒加熱する。
3 フードプロセッサーかミキサーにかぼちゃと牛乳、クリーム、砂糖、塩、あればラム酒を合わせてなめらかになるまで攪拌する。
4 器に盛り、薄くそいだかぼちゃの皮、レーズン、シナモンスティックなどを適宜飾る。

★**味を変えて** かぼちゃの代わりにさつま芋や山芋でもおいしい。

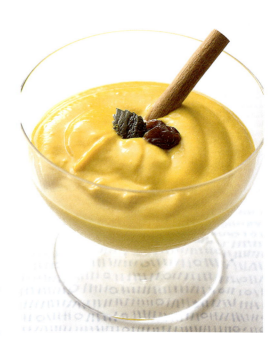

スイートポテトのナッツ焼き

蒸しさつま芋に牛乳とバターを加えてのど越しよく。さらにナッツをふって焼き、香ばしさをプラス。症状で選んでください。

調理時間 30分

1人分	206kcal
たんぱく質	2.8g
塩分	0.2g

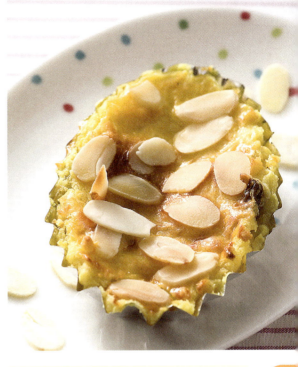

材料（2人分）
さつま芋	100g
牛乳	1/4カップ
バター	大さじ1⅓
砂糖	大さじ1⅓
レーズン	6g
卵黄	少量
アーモンドスライス	適量

1 さつま芋は皮をむいて水にさらし、水けをふく。

2 レーズンは熱湯につけてやわらかくもどす。

3 さつま芋と牛乳を耐熱ボールに入れ、ラップをかけて電子レンジで3分加熱し、さつま芋に火を通す。

4 あつあつのさつま芋をフードプロセッサーに移し、バター、砂糖を加えて攪拌し、なめらかにする。

5 2のレーズンを混ぜ、2個のホイル型に等分に詰める。

6 表面に卵黄を塗ってアーモンドスライスを散らし、オーブントースターで、表面がきつね色になるまで焼く。

 味覚変化 違和感を感じることがあるので注意する。

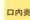 **口内炎 摂食困難 飲込困難** アーモンドをやめ、焼く前のペーストの状態で食べると安心。

 膨満感 さつま芋の繊維で症状が増すので避ける。

デザート［乳製品］

牛乳かんの果物添え

中国風デザートの杏仁豆腐の簡略版。やさしい口あたりで水溶性食物繊維たっぷりです。

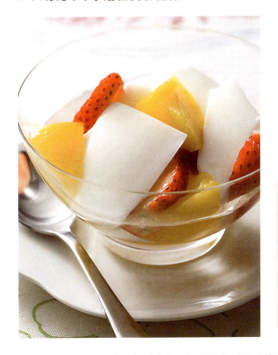

調理時間 40分

1人分	111kcal
たんぱく質	1.5g
塩分	0g

 口内炎 酸味のつよい果物がしみることがある。いちごがしみるようならやめる。

下痢 冷たすぎないよう、少しずつ食べる。

材料（2人分）
牛乳	大さじ2
水	大さじ2⅓
粉寒天	0.3g
砂糖	小さじ2
アーモンドエッセンス（あれば）	適量
いちご	30g
黄桃缶	20g
黄桃缶の缶汁	1/4カップ

1 小なべに水を入れ、粉寒天をふり入れて火にかける。混ぜながら煮立てて寒天を煮とかす。

2 耐熱容器に牛乳と砂糖を入れて電子レンジで20秒加熱し、砂糖をとかす。ここに1を加え、エッセンスを落とし、よく混ぜて冷やしかためる。

3 かたまったら食べやすく切り、いちごと黄桃も食べやすく切って器に盛り合わせ、黄桃の缶汁をかける。

（白血球減少時、いちごなどの皮をむかない果実は、特に注意して洗うか、控えてください）

ホットドリンク3種

温かい飲み物は胃腸も温めてくれるので、調子がよくなることもあります。でんぷんや甘味を加えるとエネルギー補給にも。

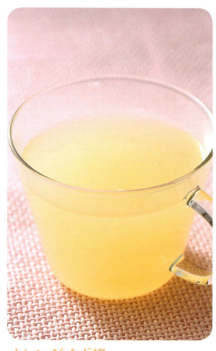

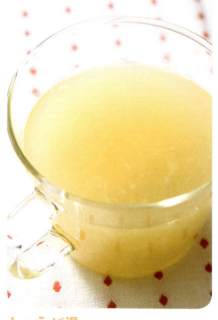

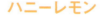

オレンジくず湯

● **材料と作り方**

小なべにくず粉・砂糖各大さじ1、水1カップを合わせてよく混ぜ、弱火にかけて混ぜながらとろみがつくまで加熱する。オレンジジュース大さじ1½を混ぜる。

 味覚変化　マーマレードなどでアクセントをつけるとよい。
口内炎　普通のくず湯にする。

しょうが湯

● **材料と作り方**

器に、おろししょうが小さじ1とはちみつ大さじ1½〜2を入れ、熱い湯1カップを注ぎ、よく混ぜる。

調理メモ しょうがはおろし汁を絞って入れると口あたりがよい。くず湯の仕上がりにしょうがを落としても。

 口内炎　しょうがが刺激を与えることがあるので、少量にする。

ハニーレモン

● **材料と作り方**

レモンの搾り汁大さじ2とはちみつ適量を器に入れ、熱い湯3/4カップを注いではちみつをとかし、レモンの薄切りを浮かべる。

 味覚変化　レモンの酸味に違和感を感じることがある。

胃不快感　下痢　飲込困難
刺激を与えることがあるので控えめに。

 口内炎　レモンがしみる場合は注意する。

飲み物にむせるときは、飲み込み方に注意

飲み物や汁物を飲み込む機能がうまく働かないと、飲み物や汁物にむせることがあります。まず、あごが上がらないよう姿勢に注意して、"ごっくん"と意識しながら少量ずつ飲むよう心がけましょう。さらにとろみ調整食品（185ページ参照）などで、とろみをつけると、誤って気管に入るのを防ぎ、安心です。ただ、とろみのある飲み物は食感や味が変わるため、好まれないことがあります。

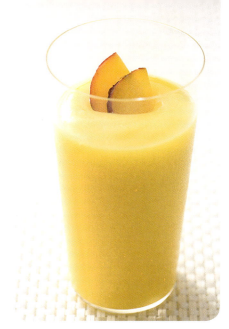

野菜とフルーツのジュース

野菜や果物をかむ元気もないときはもちろん、おやつ代わりにも。ビタミンが変化しないうちに作りたてを飲むようにしましょう。

さつま芋とレモンのジュース

● **材料と作り方**
焼き芋80gは皮を除き、レモン汁小さじ1、砂糖大さじ1強、水3/4カップとともにミキサーで攪拌する。

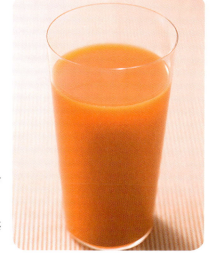

にんじんとりんごのジュース

● **材料と作り方**
にんじんジュース3/5カップとりんごジュース2/5カップを混ぜる。

注意症状 まったりとした甘味に不快感を覚えることも。

ミルクドリンク

カルシウムの宝庫、牛乳に、大豆の栄養やビタミンC、食物繊維の豊富な食材を組み合わせます。いずれも下痢症状のある人は控えめに。

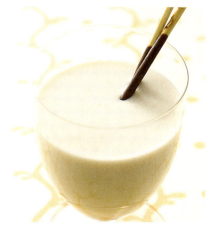
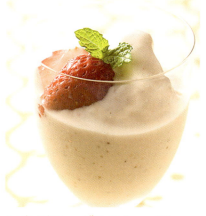
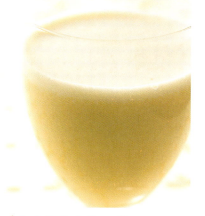

きな粉ミルク

● **材料と作り方**
牛乳3/4カップとはちみつ、きな粉各大さじ1をミキサーでなめらかに攪拌する。

注意症状 白血球減少時は殺菌されていないはちみつ、きな粉は避ける。市販包装されたものは一般に可。

いちごヨーグルトシェイク

● **材料と作り方**
いちご50gと、プレーンヨーグルト50g、アイスクリーム100gをフードプロセッサーに合わせて攪拌する。

注意症状 白血球減少時は自家製ヨーグルトは避ける。いちごやミントは注意。口内炎でいちごの酸味や種子が刺激になる場合は避ける。

バナナミルクセーキ

● **材料と作り方**
バナナ1/4本分と牛乳3/5カップ、砂糖大さじ1、卵黄1個分をミキサーに入れてなめらかに攪拌する。

注意症状 白血球減少時は生の卵黄は避ける。

（白血球減少時、いちごなど皮をむかない果実は、特に注意して洗うか、控えてください）

飲み物

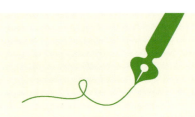

患者さんの気持ちに寄り添う食事とは

吉田隆子
NPO法人 こどもの森 理事長

よしだたかこ
お茶の水女子大学大学院卒。食育の実践に20年以上前からかかわり、静岡県内外の保育園、幼稚園で食育の指導にあたる。日本大学短期大学部教授、静岡がんセンター研究所外部研究員を経て現職。著書に『元気をつくる食育絵本』（金の星社）、『いただきます　ごちそうさま』（監修。NPO法人キッズエキスプレス）ほか多数。管理栄養士。

食欲は、とても不思議な一面を持っています。

　あんなに好きだった食べ物が、体の不調や、いやな思い出で大嫌いになったり、嫌いと思っていた食べ物でも楽しい人といっしょだと食べることができたりと、自分自身でも理解に苦しむような行動をしていることがあります。

　私がこれまで、食欲不振に陥り、自分に不可解な食行動を感じたのは「つわり」のときでした。この「つわり」は、症状も人それぞれで個人差があるといわれています。多くの場合は、においに敏感になって気分が悪くなる、吐き気を覚える、食欲がなくなり食べると吐くといった症状です。買い物に行ったものの、食料品売り場のにおいがダメで、なにも買わずに帰ってきたこともありました。また、ごはんの炊けるにおいやお湯の沸くにおいに気持ち悪くなってしまうこともありました。特定の食べ物やにおいを好むようになったり、食べ物の好みが突然変わったりもしました。

　このときいちばん苦しんだのが、食べられなかったことです。おなかの中には大きく育ってほしい赤ちゃんがいる。そのためには食べなくてはいけないことはわかっているのに、気持ちがそうならない。悩めば悩むほど食べられなくなるのです。

　患者さんの気持ちも同じではないでしょうか。健康をとり戻すために、食べなくてはいけないことは患者さん自身がいちばんよくわかっています。「食べなくてはいけない」という気持ちがストレスにもなっています。このように食べられないと悩んでいる患者さんのお気持ちに少しでも添うことができたらという思いで、この本の編集にかかわりました。

　私たちの「食べる」という行動は、日常あまり意識されることもなくあたりまえのこととして行なわれています。しかし、その日常から離れたとき、たとえば食べるものがない状態や健康を害して食べられない状態のときに、改めて食べることが意識されます。健康な人は、空腹のときはなにを見てもおいしく感じます。また、おいしそうに見せるための盛りつけに気を配り、赤いトマトを添えたりします。しかし、がん治療中の患者さんにとっては、それが逆に苦痛にも負担にもなる色であることもあるのです。

　編集にあたって心がけたことは、料理がおしゃれになりすぎて、ふだんの生活とかけ離れすぎてしまわないようにということでした。盛りつけの量も患者さんの気持ちに負担にならない量におさえたい……現場での関係スタッフのかたがたのご苦労がたくさんありました。

　長く幼児の食の教育にかかわってきた私にとって、食べたいという患者さんの気持ちはとても素直で、幼児期の食と共通しているように思われます。幼児は成長発達のために、食べてあたりまえ、食欲があってあたりまえと思われていますが、中には食べ物を前にしても、食べるという行動が出ない子がいます。食べることに心が動かないのです。

　幼児には、成長のために食べなくてはいけないという気持ちはありません。目の前の食べ物に対して、「食べたいか食べたくないか」のどちらかで表現をします。心で受け止めれば食べようとしますし、気持ちが開かなければ食べないのです。

　今回、この本のために選んだ料理も、家庭で簡単に調理できるように、また患者さんの心が受け止めてくださる料理であるかがポイントで、研究室の学生とともに調理を重ね検討してまいりました。

　私たちは幼いころからそれぞれの家庭の中で、地域の中で、「いろいろな食べ物、食べ方」を学びながら暮らしてきています。それらはすべてその人の体の一部になっています。体にしみついてる幼いころからの食の思い出、なつかしい味や香り、そんなものにふと触れることにより、あるとき、「食べてみようか」という心の扉が開かれるのではないでしょうか。

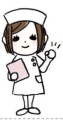

覚え書き

第2章
症状別・生活と食事のくふう

抗がん剤・放射線療法によって起こる副作用の中で、食事に影響する12の症状について、
おもな症状と、それに対する予防と対策をまとめました。
それぞれの症状のところでは、患者さんの具体的な悩みの声を載せています。
予防と対策は、医療面でのケアを医師と看護師から、食生活上での対策は栄養士からアドバイスしています。
医師や看護師、栄養士に相談するときの基本情報としても活用してください。

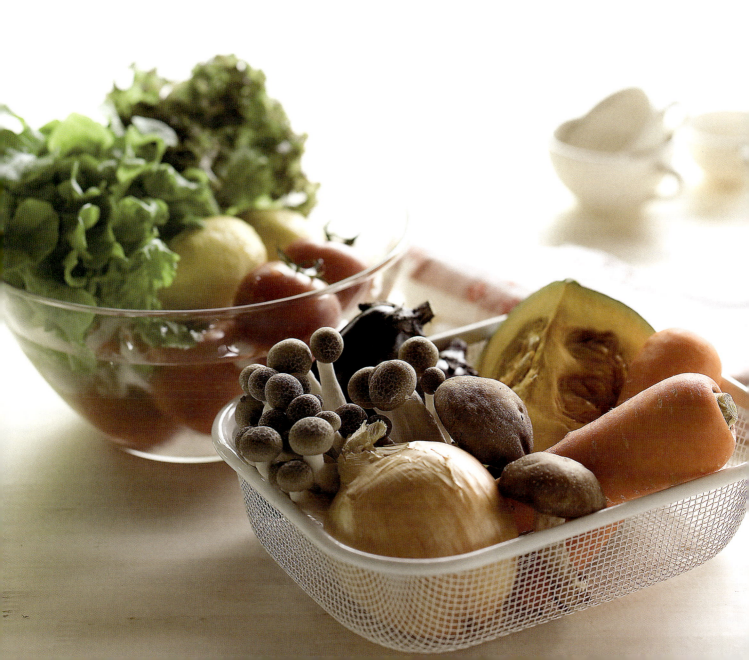

抗がん剤と放射線治療による症状と対策一覧

症状	原因	
	抗がん剤治療	放射線治療
		▼各症状の原因となる放射線照射の部位と範囲を示す

食欲不振
食欲が出ない／なにを食べてもおいしくない／食べなければと思うとつらい

抗がん剤治療： 抗がん剤によって消化管の機能が低下し、食欲を生み出す脳視床下部への刺激が起こりにくくなるため。また、胃や腸は心理的要因によって影響を受けやすいため、治療中は機能低下が起こりやすい。抗がん剤が脳に直接働き、食欲不振を引き起こすこともある。

放射線治療：〔広範囲・多量／頭部と頸部／胸部と縦隔／腹部と骨盤〕頭部、頸部、口腔内への照射から口の中や食道の粘膜が損傷を受けて食べにくいため、あるいは、腹部や骨盤への照射から、腸の粘膜がダメージを受けて下痢が長引くなど、おもに摂食と消化器官のダメージが原因になる。

吐き気・おう吐
胃がむかむかする／食べようとすると吐き気がする／料理のにおいで吐き気がする／おう吐したことを思い出して気分が悪くなる

抗がん剤治療： 抗がん剤によって消化管の粘膜が傷つく。あるいは、血液中に生じた物質が、中枢神経や腸の神経を刺激するため。副作用に対する不安や恐怖心、過去の記憶が不快感を強めることもある。

放射線治療：〔広範囲・多量／頭部と頸部／胸部と縦隔／腹部と骨盤〕食道や胃が照射範囲にあると、粘膜炎が起きて症状が出やすい。抗がん剤とあわせて治療を受けているといっそう発症しやすい。心理的な要因もある。

味覚の変化
なにを食べても甘い／味がしない／砂をかんでいるよう／塩やしょうゆが苦い／金属のような味がする／すべてがしょっぱい／薬の味がする

抗がん剤治療： 舌や口の中には、食べ物の味を受けとって脳に伝える受容体細胞があるが、それらの働きが抗がん剤によって変調をきたすため。

放射線治療：〔頭部と頸部〕食べ物の味を識別する舌の粘膜と味蕾が、放射線によって変化を受けるため。

嗅覚の変化
洗剤や生ごみなど、いろいろなにおいが気になる／においも味もわからなくなり、調理ができない／煮物や肉・魚料理のにおいで吐き気が起こる

抗がん剤治療： においをキャッチして脳に情報を送る神経が抗がん剤によって変調をきたすため。嗅覚と味覚の情報を処理する脳の場所はほぼ重なっているため、味覚と嗅覚のどちらが変調をきたしても、食べ物の風味は異常をきたす。

放射線治療：〔頭部と頸部〕嗅覚の情報を伝達する鼻から脳につながる中枢神経が放射線によって変調をきたすため。

口内炎（口腔内の炎症・乾燥）
口の中が渇く／口の中がねばつく／のどがつかえて飲み込めない／食べ物がパサパサして食べにくい

抗がん剤治療： 抗がん剤により口の中の粘膜の細胞がダメージを受けて炎症を起こしやすくなるうえ、唾液腺の機能が低下して唾液が減るために、いっそう傷つきやすくなる。抗がん剤による白血球減少があると感染しやすくなり、さらに炎症が起こりやすくなる。

放射線治療：〔頭部と頸部〕口やのどの粘膜が傷ついて炎症が起こる。頭部や頸部の照射は、唾液腺にダメージを与えて唾液の量を減少させ、濃くするために口の中が乾燥し、さらに傷つきやすくなる。

胃の不快感
胃のむかつき／胸やけ／胸のつかえ感／胃が重い／胃が焼けるように痛む

抗がん剤治療： 抗がん剤が、胃の粘膜細胞を刺激したり、胃液の分泌を悪くしたり、胃の運動を障害するために起こる。

放射線治療：〔胸部と縦隔／腹部と骨盤〕胃の内壁細胞がダメージを受けるため。

症状をおさえるためのくふう	症状が現われたときの対策	解説ページ
食欲不振 ■ 食欲不振の原因を見つけて改善するくふうをする。 ■ 気分のよいときを選んで食べられるものを食べる。 ■ 気分転換をはかり、気分よく食卓につけるようにする。	■ 食べられそうなものを、いつでも食べられるよう用意する。 ■ 食欲をそそるような盛りつけや食卓の雰囲気を心がける。 ■ 消化がよく、栄養価の高い食品を選ぶ。 ■ 症状に応じて薬剤の投与を受ける。	**P.134**
吐き気・おう吐 ■ 症状が起こるタイミングをはずして食べる。 ■ 少しずつ数回に分けて食べる。 ■ 胃腸に負担にならないよう、消化のよい食品を選ぶ。 ■ 治療前に軽く食べ、治療後は数時間、固形物をとらない。 ■ 抗がん剤使用前に制吐剤で予防する。	■ おう吐したら1～2時間食事を控える。 ■ おう吐したらレモン水や冷たい番茶でうがいをする。 ■ 水分とミネラルをこまめに補給する。 ■ 症状が強い場合、制吐剤を投与する。	**P.138**
味覚の変化 ■ 味覚の変化をチェックする。 ■ うがいをよくする。 ■ 唾液の分泌を促すよう、あめをなめる。 ■ 味蕾の新陳代謝に必要な亜鉛を積極的にとる。	■ 食べやすい食品や料理で栄養をとれるようくふうする。 ■ 味覚の変化に合わせて、味をくふうする。 ■ 酸味や香辛料、香味野菜などで味にアクセントをつける。	**P.144**
嗅覚の変化 ■ 不快感をもよおすにおいをチェックして、身のまわりから遠ざける。	■ においが立つような加熱調理を控えて、冷たい料理を中心にする。 ■ 加熱調理中の台所に入らない。 ■ 温かい料理はさましてにおいが少なくなってから食卓に出す。	**P.148**
口内炎（口腔内の炎症・乾燥） ■ 口の中を清潔に保つようううがいや歯みがきを頻繁にする。ただし、粘膜を傷つけないよう注意する。 ■ 乾燥に対して、口腔内ににおいの気にならない油を塗る。 ■ 低刺激性の歯ブラシや歯みがき粉を使用する。 ■ 口腔保湿液で唾液を補う。	■ 食べやすく、飲み込みやすい料理をくふうする。 ■ 食事に汁物や飲み物を添える。 ■ 酸味や辛味、濃い塩けや甘味、熱い料理を控える。 ■ 医療スタッフによる口腔ケアを受ける。	**P.152**
胃の不快感 ■ 消化がよく、やわらかいものを選ぶ。 ■ 一度にたくさん食べず、数回に分けて食べる。 ■ 刺激の強い食品を控える。 ■ 抗がん剤使用前に制吐剤で予防する。	■ 胃の粘膜細胞の再生に必要な良質たんぱく質食品を積極的にとる。 ■ よくかんでゆっくりと食べるように心がける。 ■ 食後30分、横にならずにすわって休む。 ■ 症状に応じて薬剤の投与を受ける。	**P.156**

症状	原因		
	抗がん剤治療	放射線治療	
		▼各症状の原因となる放射線照射の部位と範囲を示す	
膨満感 すぐにおなかがいっぱいになる／おなかが張って苦しい／食べ物が下がっていかない感じ／もたれ感	抗がん剤が胃粘膜や腸の内壁に影響を与えて消化作用を低下させるために、食べ物が効率よく通過できずに、満腹感や膨満感を起こす。	胸部と縦隔 腹部と骨盤	放射線により胃や腸の内壁の働きが悪くなり、消化作用が滞るため、食べ物が通過しにくくなる。
便秘 がんこな便秘が続く／便秘と吐き気で苦しんだ／下剤を飲まないと便が出ない／便もガスも出ない	食事の量が減って便の量が減るため。また、抗がん剤や麻薬が胃や腸の運動を調節する神経やホルモンに影響を与え、排便を促す腸の蠕動運動が起こりにくくなる。	腹部と骨盤	食欲不振から食事や水分の摂取量が減って、便の量が少なく、また、かたくなるため。
下痢 食べるとすぐに下痢をする／便秘と下痢をくり返す／下痢が続いて苦しんだ／吐き気と下痢が、治療回数が重なるほど強くなった	抗がん剤によって消化管機能に変調が起きたり、胃腸の粘膜が損傷を受けるため。薬の種類によって、投与後症状がすぐに起こったり、症状が強く出やすいもの、下痢と便秘をくり返すものなどの違いがある。	広範囲・多量 腹部と骨盤	放射線により胃腸の粘膜が損傷を受けるため。
摂食困難 **（開口咀嚼障害）** 口があけにくい／食べかすでのどが痛くなったりせき込んだりする／かたいものが食べにくい	口内炎がひどくなって、開口障害が起こることがある。	頭部と頸部	頭部と頸部への照射が口腔や咽頭に炎症を起こし、かんだり、飲み込んだりする働きを悪くして、開口障害を起こす。痛みが原因になることもある。
飲込困難 **（のどや食道の炎症）** のどが荒れ、痛くて唾液も飲み込めない／水分が少しずつしかのどを通らない／食事が自由に飲み込めない／熱いものが食べにくい	抗がん剤によりのどや食道の粘膜が炎症を起こし、飲み込む時の痛みや腫れにより飲み込みにくくなることがある。	頸部	放射線によりのどや食道の粘膜が炎症を起こし、唾液を飲み込むのも痛かったり、腫れにより通過障害が起こり飲み込みにくくなることがある。
白血球減少 白血球が減少すると免疫力が落ち感染症にかかりやすくなる	抗がん剤により、骨髄の造血機能がダメージを受け、白血球が作られなくなるため。白血球以外の血液成分、血小板や赤血球も減少する。	広範囲・多量 腹部と骨盤	放射線により骨髄の造血組織が損傷を受け、白血球などの血液成分の生産が滞るため。

症状をおさえるためのくふう	症状が現われたときの対策	解説ページ
膨満感 ■ 消化を促す姿勢を試みる。 ■ 消化のよいものを少しずつとる。 ■ たんぱく質の豊富な食品をとる。 ■ 消化の悪い脂肪の多い食品を控える。 ■ 膨満感を増すガスの出やすい食品を控える。	■ 食後に限らず、常に膨満感がある場合は、腸閉塞や腹水によることもあるので、医師に相談する。 ■ 症状に応じて薬剤の投与を受ける。	P.160
便秘 ■ 水溶性食物繊維をたっぷりとる。 ■ 水分をたっぷりとる。 ■ 乳酸菌を含む食品をとる。 ■ 高脂肪食品を控える。	■ おなかのマッサージをする。 ■ 朝食後、ゆっくりとトイレタイムをとる。 ■ 軽い散歩を心がける。 ■ 牛乳を飲む。 ■ 便秘薬を用いる。	P.162
下痢 ■ 脂肪の多い食品や甘味の強い食品は控える。 ■ 不溶性食物繊維や発酵しやすい食品も控える。 ■ 低脂肪高たんぱく質の食事を心がける。	■ 水分とカリウムなどの電解質を含むイオン飲料を室温程度にして、1日2リットルくらいまで飲む。 ■ 医師に報告して下痢止めや整腸剤を処方してもらう。 ■ 症状が悪化する場合、下痢をおさえる薬剤の投与を受ける。	P.166
摂食困難（開口咀嚼障害） ■ 口内炎に有効な軟こうを利用する。 ■ 歯みがきやうがいを励行して、口の中を清潔に保つ。 ■ 低刺激性の歯ブラシや歯みがき粉を用いた口腔ケアを行う。	■ 食品を小さく刻み、飲み込みやすいよう、水けを多めに、やわらかく調理する。 ■ 必要に応じて、ゼラチン、寒天、とろみ剤などでとろみをつけて、むせないようにする。 ■ 塩やしょうゆでの刺激を避ける。 ■ 症状が悪化している場合、医療スタッフによる口腔ケアを受ける。	P.170
飲込困難（のどや食道の炎症） ■ 治療前から禁酒・禁煙をする。 ■ 治療前からうがいや歯みがきをまめにして、口の中を清潔に保ち、雑菌の繁殖を防ぐ。	■ つかえないよう一口の量を少なくし、よく噛んで食べる。 ■ 何回かに分けて食べ、まめに水分補給をする。 ■ 食べられないときは医師に相談する。栄養補助食品や点滴、痛み止めを使用することもある。	P.172
白血球減少 ■ 治療開始前にワクチンを投与したり、感染の源となる虫歯、歯周病、皮膚炎などを治療しておく。 ■ 感染症を防ぐために人ごみを避ける。日常生活でも、手洗い、うがいなど、衛生管理に注意する。 ■ 生水、なま物を控えて、充分に加熱したものを食べる。	■ 症状が悪化するときは治療を中止する。 ■ 感染症が疑われるときは抗生物質などを投与する。 ■ 必要に応じて白血球を増やす薬剤を投与する。	P.174

食欲不振

食欲不振には、がん病変そのものや手術による後遺症が影響していることもあります。病気や治療への不安や不眠、うつなど、心理的な状態が影響することもあります。食欲不振が直接、治療効果を左右したり、命にかかわることはありませんが、長く続けば闘病意欲を低下させ、栄養状態が悪くなれば、治療も続けられなくなります。食欲不振を長引かせないためのくふうを紹介します。

患者さんの声 — こんな症状で悩みました

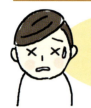

抗がん剤治療を受け、**食欲がまったくなくなり**痩せるばかり。

抗がん剤のあと1週間 **ほとんど食事がとれず、水分もとりたくなかった。** 気分がずっと悪いが、薬を飲んでいて吐くことはない。

抗がん剤を服用中、副作用で **日を追うにつれ食事がままならなくなり** 妻の配慮を感じながらも食材についてのわがままがわかってもらえず、いらいらが生じてしまった。

抗がん剤の **治療がつらく、まったく食事がとれなかった** ので、食事を少しでもとるのに苦労した。

味覚が変わったことも含め **食事がうまくとれず、体重が減っていくことへの不安。**

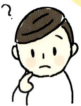

抗がん剤療法の**9回目頃から体力低下を感じた。**投与後の食欲不振と気だるさ、5日間程度はふらふらの状態でまいった。

医師から

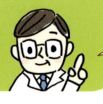

まず、原因を見つけてみましょう

症状を周囲に伝えて、原因を探しましょう

食欲不振は患者さん本人でなければ、正確な症状がわからないものです。まずは自分が今どんな状態で食べられないのかを周囲の人たちに伝え、原因を探しましょう。

食欲不振くらいと遠慮したり、がん治療にはつきものだからしかたがないとがまんしたりすることは、けっして得策ではありません。担当医や看護師に相談して、いっしょに原因を見つけてもらいましょう。

食欲不振はさまざまな要因で生じます

がんに限らず、単なる風邪や心の病気でも、多くの患者さんが食欲不振を訴えます。そこで、食欲不振を訴えた場合、私たち医師は、患者さんの話を聞き、心と体のあらゆる状態を見て、総合的に原因を考えます。がんそのもの、治療の副作用・後遺症、落ち込んだ心なども、食欲不振を引き起こします。抗がん剤が原因となって起きている食欲不振の場合は、治療後、時間がたてば速やかに回復します。

看護師から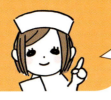

精神的なストレスも原因になります

こころのガス抜きもたいせつ

健康な人でも、食欲は心の状態に大きく影響されます。まして病気のときは、ちょっとしたことがストレスとなって、食欲が低下しがちです。心配なこと、不安に思うことはひとりでかかえ込まないことがたいせつです。

副作用がつらい、治療をやめたくなった、治療の効果が心配、理由はわからないが気持ちが沈んで何もしたくないなどのときは、担当医、看護師、がん相談支援センターの相談員などに話をしてみましょう。心配や不安、どうしようもない気持ちの揺れを人に聴いてもらうだけでも気持ちが少し楽になることがあり、食欲も変化することもあります。

症状がおちついたら栄養を意識してとりましょう

症状が徐々にやわらいでくる時期になったら、栄養のバランスにも気を配り、食事と栄養（特にカロリーの高い食品やたんぱく質を多く含む食品）を意識して食べるようにしてみましょう。治療のために、必要な栄養をとり、体力と体重をできるだけ維持できるように努めることもたいせつになります。

つまり、自分なりに緩急をつけて、
・からだのつらさをやわらげることを第一優先にする時期
・栄養や体力の回復や維持のために自分なりにがんばることを第一優先にする時期
と意識や生活にリズムをつくってみましょう。

食べられるときに食べられるものを

治療中は体力を維持するためにも食事（栄養）は重要です。だからといって、「無理をしてでも食べなくては！」と食事を義務のように思っては、むしろ逆効果です。食べること自体が苦痛になり、食べられないときに必要以上に気に病む状況にもつながります。

吐き気、胃もたれ、食欲不振などの消化器症状が一番つらい時期は、食事の回数や栄養価をあまり気にせず、「食べられるときに食べられるものを」食べましょう。

食欲不振

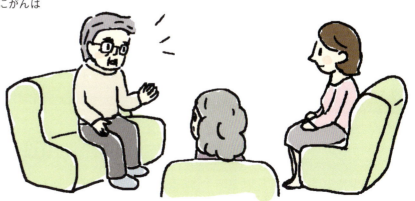

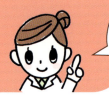

栄養士から 食べたいときに、すぐ食べられるよう用意しましょう

患者さんの声

食べたい、食べてみたいと思うものは

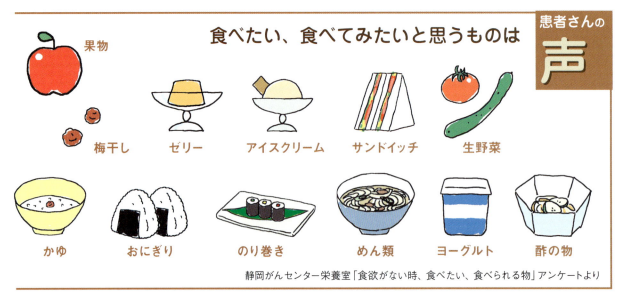

果物／梅干し／ゼリー／アイスクリーム／サンドイッチ／生野菜／かゆ／おにぎり／のり巻き／めん類／ヨーグルト／酢の物

静岡がんセンター栄養室「食欲がない時、食べたい、食べられる物」アンケートより

食べやすいのは、さっぱり味、のど越しのよさ

食欲不振に悩む患者さんが、「食べられそうかな」とあげてくれたメニューは上のとおりです。特徴は、冷たいすっきり味、酸味のきいたさっぱり味、はっきりとした味、のど越しのよいもの、口あたりがよいものです。果物や生野菜のように、水分が多く、シンプルなものも好まれます。

すぐに食べられるくふうをしましょう

食事の時間にこだわらず、「気分がいいし、食べられそう」と思ったときに食べれば、すんなりと食べられることがあります。そんなタイミングを逃さないよう、いつでも食べられる準備をしておきましょう。果物や冷菓を買いおきしたり、食べやすい料理を作って小分けにして冷凍庫や冷蔵庫に入れておくのもよいでしょう。気にいった食品や料理はメモにして、家族や作る人にも伝えておくのも一つの方法です。

目覚めの一杯で食欲を引き出しましょう

朝、起き抜けに水や牛乳、ジュース、お茶など、飲み物をとってみましょう。胃が目覚めると同時に、食欲が湧いてくるかもしれません。オレンジジュースやヨーグルトドリンクなど、酸味のあるものは唾液や胃液の分泌を促すので、さらに効果的です。梅干を白湯やお茶に入れて飲む梅茶は、梅干しが胃酸を中和してくれるので、胃がもたれるときも気分がすっきりして最適です。

注 イレッサや一部の降圧剤などの服用中はグレープフルーツはジュースでも避けましょう。

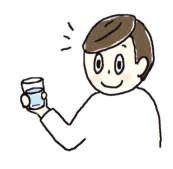

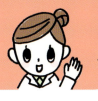

栄養士から

栄養価の高いものを選びましょう

食べやすくて栄養価の高いものを

　栄養をとろうと意識しすぎて、それがストレスになっては困りますが、同じとるのなら、より栄養価の高いものを選びましょう。

　たとえば、主食ならおもちです。口あたりも消化もよく、少量で高エネルギーが得られます。食べやすいのはお雑煮、おしるこ、からみもち、安倍川もちなど。揚げるとさらに高エネルギーになります。揚げもちがしつこいようなら、大根おろしやポン酢しょうゆを添えると、さっぱりと食べやすいでしょう。

　汁物やスープなら具だくさんに仕立てると栄養価が上がります。ジュースも数種類の野菜や果物を組み合わせると、同じ1杯でもより多くの栄養をとることができます。

食べやすくたんぱく質豊富な食品を探しましょう

　食欲不振のときは、主食や果物、シャーベットやジュースなど、糖質系の食品に偏りやすいので、たんぱく質が不足しがちです。

　しかし、抗がん剤治療中は、肉や魚はにおいなどから敬遠されがちです。食べやすいたんぱく質食品としては、大豆加工品、乳製品、卵などがあります。豆腐、納豆、チーズ、ヨーグルト、牛乳をじょうずに利用しましょう。手軽な市販食品もある温泉卵や卵豆腐、茶わん蒸しもおすすめです。

注 低栄養の心配があるときは、栄養補助食品を利用するのも一つの方法です。詳しくは185ページを参照してください。

楽しく食べられるくふうを

1. 場所を変えて気分転換

　庭やベランダなど、いつもと違う場所で、友人との会話を楽しみながら食事をしてみては？ 体調が許せば、お弁当持参で公園などに出かけたり、ロケーションのよいレストランなどで外食するのもよい気分転換になります。食べること以外の楽しみをプラスしてみましょう。

2. 彩りよく盛りつけて

　テーブルクロスや器の色や柄も、食欲を増す効果があります。料理の盛りつけも、彩りに気を配り、つけ合わせに色鮮やかな野菜やハーブを添えて、楽しさを演出してみましょう。その場合、つけ合わせは食べられなくてもよいと割り切っておきます。

　なお、気分によってはそうした演出をストレスに感じることもあるので、様子を見ながら案配しましょう。

3. 少なめ、控えめをモットーに

　たくさん盛られた料理を食べ残すと、患者さんは食べられないことに不安を感じたり情けなく思ったりしがちです。むしろ、少ない量を食べきれた達成感が、食への意欲を引き出してくれるものです。料理は少なめ、食器も小さめのものを用意して、控えめに盛るよう心がけましょう。

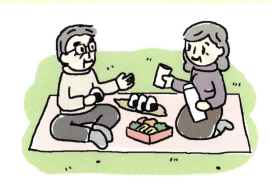

吐き気・おう吐

吐き気やおう吐は、抗がん剤につきものだと思われがちですが、かならずしもそうではありません。
抗がん剤の種類や量によって症状の有無や程度はさまざまです。自分の体調や環境によっても違ってきます。治療イコール吐き気・おう吐と決めつけずに、自分に合う対応策を見つけましょう。

患者さんの声

こんな症状で悩みました

- 抗がん剤の副作用の**吐き気、だるさ、疲労感が強く、体力が低減**した。

- 抗がん剤の**治療中に気持ちが悪くなり、やる気もなく、**いつまで続くのか悩んだ。

- 退院後、抗がん剤服用中、**みそ汁のにおいで気分が悪くなる。**食事の量が減り、おいしさを感じなくなった。

- 点滴や抗がん剤により**吐き気や気持ち悪さが続いていることと、食欲がないこと。**吐き気で薬が飲めないことがある。

- 入院しての抗がん剤の点滴中や点滴終了後、体力がなくなり、動けなくなった。**吐き気がひどいのに食事に対する配慮が全くなく、焼き魚がでてきてつらかった。**

- 副作用の吐き気は**思い出すだけでも苦痛。**

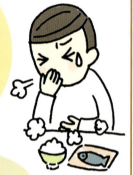

- 抗がん治療で、**吐き気は心配ない**と事前に聞いたものの、実際は吐き気がひどく、心配であったが1週間で治まり、少し安心した。

- 点滴中のひどい吐き気と脱力感などは**回復するのに1か月くらい**かかった。

- 放射線治療で**吐き気で**食事がとれなかった。

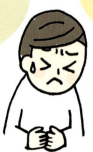

- **放射線治療時に吐き気があり、**食欲もなく悩んだ。

> なぜ起こるのでしょう？

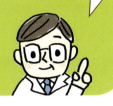

医師から

抗がん剤による症状に加え、心理的な要因も

　吐き気・おう吐は抗がん剤そのもの、あるいは治療によって血液中に生じた物質が消化管の粘膜や脳を刺激して起こります。また、副作用に対する緊張や不安などの心理的な要因、不快なにおいや音、味などが引き金になることもあります。

抗がん剤投与の翌日が症状のピークです

　吐き気・おう吐は、抗がん剤の種類によって、強く出やすい薬もあれば、まったく出ない薬もあります。
　一般的に、症状は抗がん剤の投与開始後1〜2時間から現われ、翌日に最も強くなり、多くの場合、3日目から軽くなります。
　ただし、抗がん剤の組み合わせ方によって違います。また、経口投与の場合には症状の出方が異なります。

放射線による粘膜障害からも起こります

　放射線療法によって、食道や胃に炎症が生じ、吐き気・おう吐が生じることがあります。また、宿酔症状（放射線治療を開始し始めた頃に起こる、だるさ、吐き気やおう吐、食欲不振などの症状で、数日間でおちつきます）で吐き気やおう吐が一時的に出ることもあります。

> 制吐剤（せいと）が効果的です

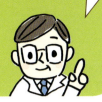

医師から

吐き気やおう吐をおさえる薬を使います

　多くの患者さんは、抗がん剤によって強い吐き気やおう吐が起きてしまうと心配していることでしょう。確かに、以前は、ある種の抗がん剤による吐き気やおう吐は大変苦しい副作用でした。しかし、今では、吐き気やおう吐をおさえる制吐剤が格段の進歩を遂げて、どのような抗がん剤でも副作用を軽く済ませることができるようになっています。

症状が強い場合は医師や看護師に知らせて

　吐き気・おう吐が何日も続いて食事がほとんどとれない、水分もとれないというときは、医師や看護師に伝えましょう。症状によっては、点滴で水分や栄養剤を補給するなどの処置が必要です。

> 症状を記録しましょう

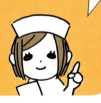

看護師から

症状の経過、対策をメモして

　吐き気・おう吐の現れ方や持続期間、程度には個人差があります。
　治療から次の治療まで時間のあく抗がん剤治療の場合は、医療者に症状を正しく伝えられるよう、状況をメモしておきましょう。治療後の症状の経過、症状をやわらげるために試みたこと、効果の有無などを整理します。これらを次回の治療時に伝えて改善点を相談しましょう。これを繰り返すと、あなたの症状に合った対策が見つかりやすく、のり切りやすくなるはずです。

吐き気・おう吐

●●治療前夜と当日の過ごし方●●

治療の前夜は充分な睡眠をとりましょう

食事は治療前は控えめにして、軽くとります。治療時には満腹でも空腹でもなく、胃の中に少し食べ物が入っているくらいが症状が出にくいといわれています。治療の2～3時間前に、ごはんやおかゆ、パンなどの穀物を中心に軽く食べておきましょう。服装はゆったりしたものにして、体をしめつけないようにします。

治療後は数時間、固形物を避けましょう

治療後しばらくは胃腸を刺激しないよう、飲み物くらいにします。飲み物も冷たいもの、熱いものは避けて、ぬるめのお茶などがよいでしょう。

治療後は心身をできるだけリラックスさせましょう

体を横にすることは避け、心身ともゆったりと過ごすよう心がけます。音楽を聴いたり、テレビを見るなど、気分転換できる方法を見つけておきましょう。軽い散歩もおすすめです。

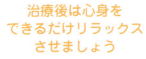

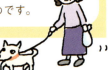

看護師から 治療当日はリラックスして過ごしましょう

程度にも出方にも個人差

吐き気・おう吐は、抗がん剤の種類によって、強く出やすい薬もあればまったく出ない薬もあります。また、放射線治療では、宿酔症状や照射する部位によって起こることがあります。

ただ、吐き気・おう吐が副作用として出る可能性がある場合も、出方や持続期間、程度は人によって異なります。

抗がん剤治療の場合は、まず自分の場合はどうなのかを把握しましょう。特に1回目の抗がん剤の後の症状の経過、症状をやわらげるために効果のあったこと、なかったことなどを振り返り整理して、次の治療にいかしていきましょう。

気になるにおいを断つ

生活臭には、吐き気を誘発しやすいにおいがたくさんあります。新聞紙やゴムなどに反応する人もいます。見た目の不快感や耳ざわりな音も要注意。患者さんが不快に感じるものはできるだけ遠ざけるよう、家族みんなで協力しましょう。また、食事では、熱い料理のにおい（できたてごはんや温めたばかりのスープ・汁物など）や生臭いもので吐き気が出やすい方も多いようです。

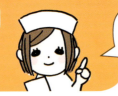

症状が起こりやすいにおいのもとは

| 汗 | タバコ | 芳香剤 | 排気ガス |
| 香水 | ペット | 家庭ごみ |

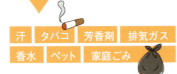

食事前、おう吐後にはうがいを

歯みがきをしてから、氷水やレモン水、お茶などでうがいをしておきましょう。気分がすっきりするだけでなく、口の中の雑菌や不快臭なども減ります。

食事はよくかんでゆっくりと

食事は、食べられるときに食べられるものをとってかまいませんが、よくかんで、少量ずつゆっくり時間をかけて食べるようにします。周囲も、できるだけリラックスして気分よく食べられるよう配慮しましょう。

食後2時間はすわって安静に

食後は衣類などでおなかをしめつけないように注意して、ゆっくりと過ごしましょう。仰向けに寝ると消化を妨げるので逆効果です。上半身を起こした姿勢でくつろぎます。

悪心・おう吐で食事が食べられない場合でも水分はこまめに補給

食事が食べられないときや吐いた後などは、スポーツ飲料などで水分やミネラルを補給しましょう。

栄養士から

食べ物の選び方や食べ方を変えてみましょう

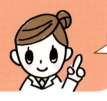

タイミングをみて食べましょう

調子のよいときを見はからって食べます。そのためには、どんなときに症状が起きやすいのか、自分のパターンをチェックしておく必要があります。ただ、食べだめは禁物。3食といわず、少量ずつ、5食、6食に分けてもかまいません。控えめに食べましょう。

さましてから食べましょう

冷ややっこや刺身、サラダ、冷たいおにぎりやめんなど、冷たいまま、あるいはさましてから食べるメニューを中心にします。温かい料理も、あら熱がとれて湯げがおさまってから食卓に出すようにすればだいじょうぶでしょう。

胃への負担の少ない食べ物を選びましょう

胃の中に食べ物が長くとどまっていることで吐き気をもよおすことがあります。胃の中にとどまっている時間が短く、胃への負担が少ないのは、ごはんやパン、めんなど、炭水化物の多い食品です。高脂肪食品や食物繊維の多いものは控えるようにしましょう。

●●控えたい食品＆料理●●

食物繊維の多い食べ物

水溶性食物繊維でも、ぬめりのある海藻や山芋は胃にあまり負担を与えません。不溶性食物繊維の多い野菜や根菜、豆の皮は控えめにします。

きのこ / ごぼう / 皮つきの豆 / 竹の子

香りの強い野菜

好みによる個人差が大きく、年配者では欧米産のハーブが苦手な人が多いようです。

セロリ / にら / せり / 香菜 / にんにく

脂肪の多い食べ物

加熱されたり、空気に触れて酸化された脂肪はできるだけ避けます。バターや生クリーム、ヨーグルト、マヨネーズなどの乳化脂肪は消化がよいので、適量ならだいじょうぶです。

まぐろのとろ / 豚バラ肉 / 牛霜降り肉 / 青背魚の干物 / 揚げ物

においの立つ料理

吐き気を誘発しやすいのは、炊きたてごはん、魚料理、煮物など。具材が多い煮物はいろいろなにおいが混じって不快に感じやすく、うすい味つけは、濃い味つけよりにおいを感じやすいようです。

煮魚 / 炊飯中のにおい / うす味の煮物 / 焼き魚

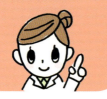

栄養士から

症状が出たときの
おすすめメニューは

吐き気

吐き気があるときは無理をして食べる必要はありません。
といっても、何日もそんな状態が続くと体力が消耗して、
肝心のがんと闘う力が低下する心配もあります。
少しでも早い時期から食べられるようにするくふうを紹介しましょう。

好きなときに、少しずつ食べられるものを用意しましょう

食べられそうなときに、さっと口にできるような食べ物を手近に用意しましょう。手でつまめて、少しずつ気軽に食べられる一口おにぎりやサンドイッチがおすすめです。ごはんは冷凍もできるので、一口大ににぎったり、焼きおにぎりにして気分のよいときに作りおくと重宝です。

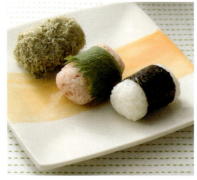

一口おにぎり（52ページ参照）

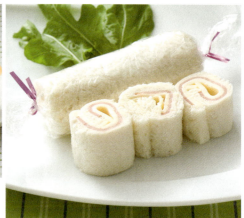

ロールサンドイッチ（71ページ参照）

少量盛りにして、食べた満足感と安心感を味わって

吐き気があるときは、皿に山盛りの料理を見ただけで、吐きそうになることがあります。普通の1人前でもたくさんだと感じるので、いつもより小さめの器に控えめに盛りましょう。少なくても「食べられた」という達成感と安心感の効果は大きいものがあります。

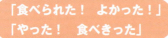

「食べられた！ よかった！」
「やった！ 食べきった」

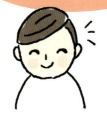
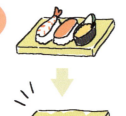

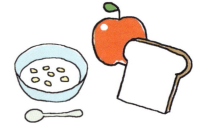

手軽にとれるシリアルや果物はいかが

症状があるときのおすすめ食品は、においが気にならず、手軽にとれるパンやシリアルです。特にシリアルは、かさが少ないわりに栄養価が高く、ビタミン・ミネラルを豊富に含んでいる製品もあります。保存がきき、牛乳やヨーグルトを添えて即食べられる手軽さも魅力。これに果物でビタミンCを補えば、栄養的には充分です。

おう吐

おう吐したときは消化器の粘膜が過敏になっているので、1～2時間は食事を控えましょう。大量におう吐した場合は水分やカリウム、ナトリウムなどの電解質を補う必要があります。

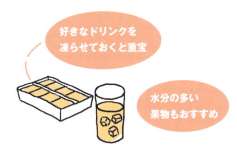

好きなドリンクを凍らせておくと重宝

水分の多い果物もおすすめ

おう吐後は水分と電解質を補給して

大量のおう吐によって、水分や電解質が失われると、脱水症状を起こすことがあるので、こまめに補給します。電解質を含むミネラル飲料やスポーツ飲料、栄養バランス飲料が手軽ですが、果汁やみそ汁、スープなどでもよいでしょう。

注 イレッサや一部の降圧剤服用中はグレープフルーツを控えてください。

食べ始めは流動食から

おう吐がおさまって最初に口にするのは、やはり流動食がおすすめです。ただ、温かく、においの立つものはまた吐き気をもよおしやすいので、ヨーグルトや冷たいポタージュなどがよいでしょう。患者さんの声も参考にいろいろ試してみましょう。

患者さんの声　食べ始めるきっかけになったのは

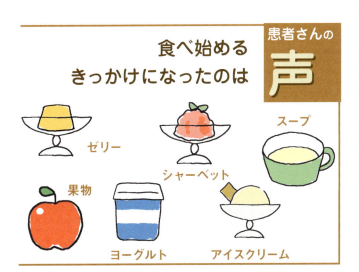

ゼリー／シャーベット／スープ／果物／ヨーグルト／アイスクリーム

おう吐したときの処置方法は…

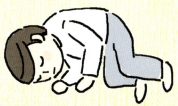
◆頭を高くして右側を下に横向きになり、えびのように背中を丸めて安静にする

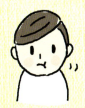
◆冷たい水でうがいをして、氷やキャンディーなどを口に含む。

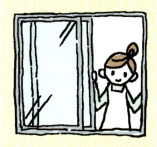
◆できれば窓をあけて風を入れ、室内の換気をよくする。
ただし、花や調理のにおいなどに注意する。

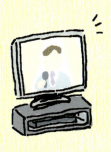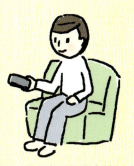
◆ゆっくりと腹式呼吸をして、好きな音楽を聴いたり、テレビなどを見て、リラックスを心がける。

吐き気・おう吐

味覚の変化

味を感じにくくなったり、逆に過敏になる、あるいは金属や薬品など、異物の味を感じるなど、抗がん剤や放射線治療によって、味の感じ方が変わることがあります。そのために食欲が減退することも少なくありません。味覚がどう変化したのかは本人にしかわかりません。より効果的な対策を立てるには、まず症状を言葉でいい表わしてみて、家族や周囲の人に伝えることから始めましょう。実際の症状は複雑でなかなか表現するのは難しいと思いますが、やり取りをくり返し、いろいろ試しながら食べられるものを見つけていきましょう。

こんな症状で悩みました 患者さんの声

- **食べ物の味がわからなくなり、**食欲が落ちてしまった。

- 食事の味が少しわからない。**食物の好みが変わった。**

- 抗がん剤の**副作用は少なかったが、食物の味がしなかった**のでつらかった。

- 抗がん剤の副作用で、**味覚異常で食事を作るのに困った。**

- **食事の味**がわからない。

- 放射線治療後、**前のように味覚が戻らない。**

- 味覚の衰えで食欲はない。**ただ苦いだけの食感**がする、無理やり食べている。

このほか、舌に膜が張ったような感覚を覚えることもあります。また、金属味や薬品味、苦味を強く感じたり、なにを食べても甘く感じるという症状を訴える人も少なくありません。

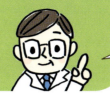

医師から　原因はさまざまです

一つは抗がん剤による味覚神経の障害です

舌の表面には味を感じる「味蕾」があり、味蕾は味細胞が集まってできています。抗がん剤が味蕾の新陳代謝を阻害したり、味細胞から脳の中枢神経に情報を伝える舌神経や舌咽神経などに障害を与え、そのために味覚の変化が起こりやすいと考えられています。抗がん剤治療を受けた人の3割前後が、なんらかの変化を感じたという報告もあります。

高齢者に起こりやすい傾向があります

味蕾を構成する味細胞は加齢とともに数が減り、味覚を感じる神経の機能も年齢とともに低下します。また、唾液の分泌も減って口の中が渇きやすくなるなど、加齢による変化も加わるため、高齢者は味覚障害が起こりやすいといえます。

放射線治療による粘膜炎も味覚の変化を起こします

放射線療法を舌や咽頭や喉頭に受けると、苦味や不快な味を感じたり、まったく味を感じなかったりすることがあります。これは舌の粘膜と味蕾が放射線によって変化するためです。なお、食べ物の味には、嗅覚も影響するので、嗅覚の変化があることもあります。

亜鉛の不足にも注意しましょう

味覚の変化に関係している栄養素に亜鉛があります。亜鉛はミネラルの一つで、細胞の形成や新陳代謝を促します。味細胞は新陳代謝が活発なので、亜鉛が不足していると再生が滞り、味覚障害の原因になるともいわれています。また、抗がん剤の中には亜鉛の吸収を低下させるものがあるので、亜鉛不足にならないよう注意する必要があります（147ページ参照）。

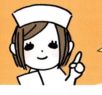

看護師から　口の中のケアが効果的です

うがいやあめで口の中の乾燥を防ぎましょう

唾液は口の中を湿らせて、かんだり飲み込んだりする機能をスムーズにしてくれます。殺菌作用を持つさまざまな物質も含まれ、口の中を清潔に保っています。食べ物の味物質をとかして味蕾が感知する働きを助ける作用もあります。口が渇いたら、うがいをしたり、あめをなめて唾液の分泌を促しましょう。

歯みがきも効果的です

口の中が汚れていると、味が変わってきます。歯みがきやうがいをして歯の汚れがとれて口の中がさっぱりすると、味の感じ方が変わることもあります。口の中を傷つけないよう、やわらかいブラシでブラッシングしましょう。歯みがき剤も刺激の少ないものを選ぶとよいでしょう。

栄養士から 症状に合わせて味を調整しましょう

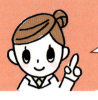

「味がない」「味がうすい」には味をはっきりさせるくふうを

　抗がん剤治療によって、一時的に塩分に鈍感になる時期があります。腎機能や血圧などに問題がなければ、一時的に塩味を強くするのも一つの方法です。カップめんや甘辛味のつくだ煮などで食が進むことがあります。

　しかし、いつもすべて料理の味を濃くしたのでは、口やのどの粘膜を傷めたり、血圧や血糖値の上昇も心配です。塩味や甘味に頼らずに味をはっきりさせるポイントも知っておきましょう。

うまみやこくをきかせる
だしを濃いめにとる、合わせだしにする、洋風料理ならバターや乳製品、和風料理にはみりんや酒でこくを出すとよいでしょう。

酸味をきかせる
酸味は塩味の代役を果たせるほど、食材の味を引き立てる効果があります。特に肉や魚に効果的です。口内炎などで酸味がしみる場合は、酸味がおだやかなかんきつ類の搾り汁を使うとよいでしょう。

食材の持ち味を生かす
旬の新鮮な魚や野菜は、うまみも香りも強く、味覚にも嗅覚にも鮮明なメッセージを伝えてくれます。煮物や汁物などは、食材の種類を増やすとうまみと香りの相乗効果が得られます。

味にアクセントをつける
からし、カレー、しょうが、梅など、少量でアクセントになる香辛料や調味料を加えると、食材の持ち味がはっきりします。ただし、こうした強い味は、症状によっては不快に感じることもあるので、注意して使いましょう。

さましてから食べる
塩味や甘味、うまみなどの味は、熱すぎても冷たすぎても感じにくいものです。煮物や汁物などは人肌近くにさましてから食べると、味がくっきりしておいしく感じることがあります。

「塩やしょうゆが苦い」には酸味、香り、うまみの出番

　塩やしょうゆを苦く感じたり、薬品や金属のような味に感じる場合は、塩味を控えめにして、左ページに紹介した「味をはっきりさせる」5つのポイントで対処しましょう。だしを利かせるのに、その濃さの調整が難しかったり、種類によってはにおいが気になる場合もあります。粉末化させただしを活用し、量や種類を変えてみるのも一つの方法です。また、食前にレモンやオレンジジュースなどを飲んでおくと味覚が刺激されて症状がやわらぐことがあります。

甘味を強く感じる場合は酸味でアクセントを

　甘味を強く感じて、食べ物や料理がどれも甘く感じるような場合があります。その場合は、砂糖やみりん、トマトケチャップなどの甘味調味料は控え、塩味を濃いめにします。酸味でアクセントをつけるのも効果的です。にんじんやかぼちゃ、玉ねぎ、さつま芋など、甘味の強い食材も控えたほうが無難です。

いつもと違う「まずい」食品は控えるのがいちばん

　肉やハム・ソーセージなどに苦味や金属味を感じたり、トマトや化学調味料に薬品の味を感じるなど、特定の食品に不快な味を感じることがあります。いずれも一時的なことなので、そうした食品はしばらく控え、肉の代わりに魚や豆腐、トマトはかぼちゃに、化学調味料はかつおやこんぶなどの天然だしに、など栄養価も考えて代役を立てましょう。

食べ物を苦く感じるときはこれ

　なにを食べても苦味を感じてしまうときは、汁物がおすすめです。食べ物が汁に包まれて舌の上をなめらかに、比較的早く通過するので、苦味をあまり感じなくてすみます。だしやスープのうまみや風味が、苦味をおさえてくれるという声もあります。
　口の中に苦味が残ってしまったときは、甘ずっぱいキャンディー、キャラメルをなめるとやわらぐことがあります。

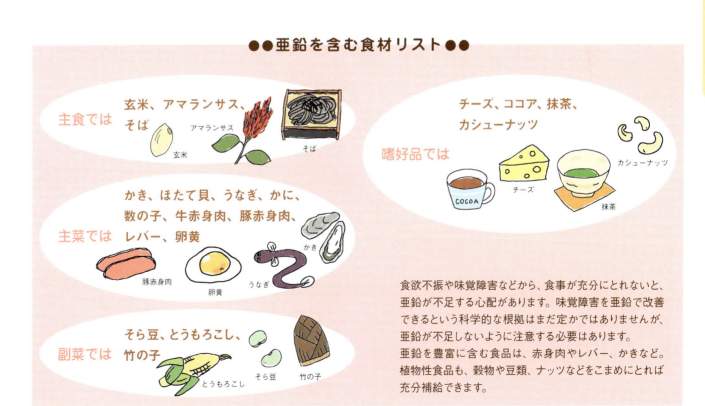

●●亜鉛を含む食材リスト●●

主食では：玄米、アマランサス、そば
主菜では：かき、ほたて貝、うなぎ、かに、数の子、牛赤身肉、豚赤身肉、レバー、卵黄
副菜では：そら豆、とうもろこし、竹の子
嗜好品では：チーズ、ココア、抹茶、カシューナッツ

食欲不振や味覚障害などから、食事が充分にとれないと、亜鉛が不足する心配があります。味覚障害を亜鉛で改善できるという科学的な根拠はまだ定かではありませんが、亜鉛が不足しないように注意する必要はあります。亜鉛を豊富に含む食品は、赤身肉やレバー、かきなど。植物性食品も、穀物や豆類、ナッツなどをこまめにとれば充分補給できます。

嗅覚の変化

嗅覚は、味覚のように、異なるものに感じるというより、過敏になるか鈍感になって感じないか、両極端に分かれます。味覚の変化に伴って起こることも多く、自分で調理する場合に困ることが多いようです。外観では見えないだけに、症状もつらさも本人でなければわかりません。周囲に自分の感じ方を話して、いっしょに対策を考えてもらいましょう。

患者さんの声

こんな症状で悩みました

- 治療の回数が増すごとに、**においにとても敏感になり、**注射後3日間は食事もあまりとれず、寝たきり生活だった。

- ほとんどの食べ物がパサパサした感じで**味もにおいも感じられず、**食事の味つけに困った。

- **味覚も嗅覚もきかなくなり、**うす味の食事のみが食べられる状態だった。

- **においに敏感**になり、家の中のにおいのするシャンプーや洗剤、化粧品をかたづけたり、家族の飲酒もやめてもらった。

- においと味に敏感になり、**食欲が低下**した。

- 抗がん剤の体験がトラウマになっていて、特ににおいに敏感になった**つらさを思い出す。**

- 味覚も嗅覚も戻らないので、調理に差し支え、**外食が多く**なってしまった。

- **においで吐き気**が起こり、煮物や肉・魚料理は受けつけなかった。熱いもの、冷たいものもだめだった。

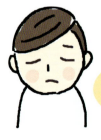

- 放射線治療で嗅覚がなくなり、**なにもにおわない**のがつらい。

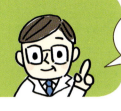

医師から

粘り強く回復を待ちましょう

抗がん剤が嗅覚神経にダメージを与えるため

においは、鼻の粘膜にある嗅覚受容器と呼ばれる細胞で感知され、神経を通じて脳の嗅覚中枢に送られて認識されます。抗がん剤によってこうした嗅覚神経の伝達網のどこかに障害が起こると、においを感じにくくなったり、過敏になったりします。積極的な予防策や治療法はありません。気長に構えて回復を待ちましょう。

頭頸部への放射線療法が原因になることもあります

頭部や頸部への放射線療法も、嗅覚の変化をもたらすことがあります。においを感じにくくなるだけでなく、においがまったくなくなることもあります。ただ、同じように頭頸部に放射線療法を受けても嗅覚に変化のない人もおり、まだそのメカニズムは予防法も含めてわかっていません。

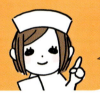

看護師から

好きなにおいで心身をリラックスさせるのも手

生活臭にも注意しましょう

食事だけでなく、タバコや化粧品、芳香剤、生ごみなどの生活臭を敏感に感じる人も少なくありません。どちらかというと、人工的なにおいに過敏になることが多いようです。そのために吐き気やおう吐、胃の不快感などが生じて、食欲不振を招くこともあります。不快に感じるものを避ける最も手軽な方法として、マスクをするのもよいでしょう。

不快なにおいは、歯や口の中の衛生にも要注意

歯の衛生や口腔内の感染症が原因で嗅覚異常が起こることもあります。食後の歯みがきを励行し、口内炎などがないかこまめにチェックするなど、歯や口の中の衛生にも注意しましょう。

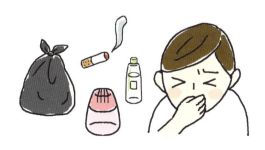

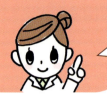

栄養士から においをおさえるくふうをしましょう

ほかほかメニューは避けましょう

　炊飯中のにおいや炊きたてのごはんやおかゆのにおいを不快に感じる人が少なくありません。ごはんやおかゆはさましてから食卓に出すようにしましょう。症状が強い場合は、すしや冷やし茶漬け、冷たいめん類にするとよいでしょう。

　蒸し物や揚げ物など、湯げとともににおいが発散するメニューも避けましょう。茶わん蒸しなら冷やして、揚げ物も南蛮漬けやマリネにすると、においが気になりません。

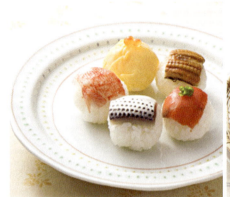
手まりずし（57ページ参照）

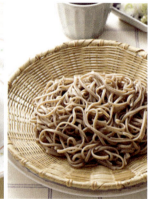
もりそば（62ページ参照）

肉や魚料理はにおいを残さないくふうを

　魚も刺身なら食べられるものです。肉もゆでて冷やししゃぶしゃぶにすれば、においが少なく、食べやすくなります。においが気になりやすい焼き魚も、大根おろしにポン酢しょうゆをかけてから食卓に出すとよいでしょう。煮魚は、白身魚をうす味で煮るより、青背魚でも梅干しやしょうが、みそなどの臭み消しになる食材を使って濃いめの甘辛味に煮るほうが喜ばれることもあります。

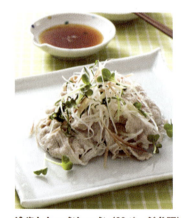
冷やししゃぶしゃぶ（88ページ参照）

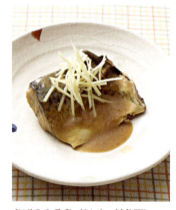
さばのみそ煮（84ページ参照）

冷たい料理でおいしく栄養補給

　においに敏感なうえ、味覚にも異変があると、食べられるメニューが限られてきます。そんなときは食べやすいメニューが見つかったら、食材を吟味してできるだけ栄養がとれるようくふうしましょう。いろいろな果物と野菜をミキサーにかけてゼラチンや寒天でかためてゼリーにしたり、冷ややっこにいろいろな食材を薬味代わりにのせたり、冷たい料理なら食材が増えても食べにくくなりません。

野菜も香りの強いものは控えましょう

　しょうがやしその香りはむしろ好まれることもありますが、ハーブや香味野菜系のにおいは敬遠されるようです。苦手な患者さんが多かったのは、うど、セロリ、せり、にら、春菊、にんにくなどです。

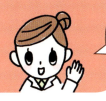

栄養士から 調理の負担を減らす生活の知恵はこれ！

調理の場にできるだけ近寄らないくふうを

それまで家族の食事作りを一手に引き受けてきた患者さんは、自分がやらなくては、という思いから、がまんをして料理を作り続けてしまいがちです。でも、そのために食欲が低下し、食べられないために症状が悪化したのでは元も子もありません。症状が強くつらい日は、家族に調理を頼みましょう。調理のにおいが充満する台所を出たり入ったりすることも避けましょう。調理中は思いきって散歩にでも出てしまいましょう。気分転換になり、食欲が戻ってくるかもしれません。

電子レンジで調理時間を短縮して

調理中のにおいを減らすには、電子レンジを活用して加熱時間を短くするのも手です。ただし、時間が短くても、ラップをあけたときに立ち上る湯げとにおいはかなり強いので、ムッとくることがあります。青菜などの野菜なら、ラップに包んだまま水の中に入れ、さましてからラップをあけましょう。煮物や蒸し物などは、電子レンジから出したらそのままあら熱がとれるまでおいて、ラップをはずしましょう。水分の蒸発が少なくてすむので、むしろパサつかず、うまみが逃げず、味のなじみもよくなります。

手作りの味をストックしましょう

治療をすると症状が出て、しばらくすればおちつき、次の治療でまた症状が出る、というようなくり返しなら、症状がおちついたときに、手作り料理を作りおきにしてストックしておくのも手です。ごはん、ひき肉そぼろ、ゆで豚、魚の酢じめや照り焼き、ひじきや切り干し大根の煮物などがおすすめ。ピクルスや甘酢漬けなど、うす塩でそのまま食べられる漬物類もおすすめです。

加工食品をじょうずに活用しましょう

ひとり暮らしだったり、調理を頼める人が身近にいないなどで、においがつらくても、やむをえず自分で調理せざるを得ない場合もあります。その場合でも、いろいろなくふうをとり入れることで、つらさをやわらげることができます。一つはいうまでもなく、市販のお総菜や加工食品の利用です。

ただし、お湯を注ぐだけのインスタント食品や、レトルト調味料など、加工度の高い食品はほどほどにしましょう。亜鉛の吸収を妨げる成分を含むので、亜鉛不足から味覚の変化が悪化することもあります。利用するときは、新鮮な生野菜や果物、卵や豆腐など、手軽に調理できる食品を添えて食べるなど、加工食品ばかりですませないことです。

嗅覚の変化

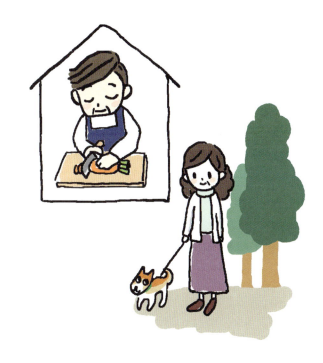

口内炎（口腔内の炎症・乾燥）

口内炎はおもに抗がん剤治療によって起こりますが、頭頸部、特に口腔内や咽頭部への放射線治療によっても起こります。いずれの場合も、味覚や嗅覚の変化といっしょになることも少なくありません。そうなると、食事をとる入り口が二重にも三重にも損傷を受けるので、食欲不振を招きやすく、回復力に影響する心配もあります。それだけにケアには充分な配慮が必要です。

患者さんの声 ── こんな症状で悩みました

- 2回目の手術後の抗がん剤治療の副作用による抜け毛、足のしびれ、**口内炎**もつらかった。

- 抗がん剤に苦しんでいる。手足のしびれで歩きにくい、**口内炎で食事がしにくい**ことに悩んでいる。

- **口内炎とのどの痛みがとても強く、**病院内の他診療科の診察を受けたが、担当診療科からは治療や助言はほとんどなく、うがい薬と口腔用軟膏が処方されただけだった。

- 抗がん剤を7か月飲んだが、下痢と**口内炎**に悩んだ。

- 放射線治療時は口内の歯に銀が入っていたため、**熱をもち、口内が真っ赤**になり、アイスなどの冷たい物が口にできなかった。

- **放射線治療により口の中が痛くて**物が食べられなかった。

- 舌に対する放射線治療を33回行ったところで、**口の中が白くなり、食物の味が次第にわからなくなって食欲もなくなり、**体重が約10kg減った。

医師から

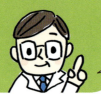

粘膜の痛みと乾燥の相互作用で口内炎が悪化します

抗がん剤で粘膜の細胞が傷つきます

抗がん剤はがん細胞とともに、分裂の活発な正常細胞にもダメージを与えます。口の中の粘膜の細胞もその1つです。そのため、抗がん剤治療が開始されると、口の中の荒れや痛みが生じ、唾液の分泌も低下し、口内炎が悪化しがちです。これに、抗がん剤の副作用である白血球減少が加わると口腔内感染症が悪化する可能性があります。そこで、治療開始前の口腔ケアがたいせつです。

放射線治療で唾液が出にくくなります

唾液腺の付近に放射線の照射を受けると、唾液腺が萎縮して、唾液が出にくくなります。そのため、口内が乾燥して、さらに傷つきやすくなります。

抗がん剤・放射線治療

- 唾液が少なくなる → 唾液が口の中をきれいにできない
- 口の中やのどの粘膜が荒れる
  - 炎症がひどくなり、痛みが強くなる
  - 食事がとれず、栄養が低下する
  - 痛くて歯みがきやうがいができない

→ 荒れたところに雑菌が入り込み、感染を起こしやすい → ますます荒れる → 口の中を清潔にし、感染を予防する

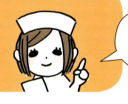

看護師から：口の中の乾燥と衛生に注意して

治療を始める前に歯や口のチェックを

　もともと虫歯や歯周炎があると、口内炎が起こりやすく、悪化しやすくなります。口内炎が悪化し、食事も飲み物もとれないような状態になると、治療の延期や中断が必要となってしまいます。治療を始める前に、歯科にかかって、虫歯や歯周炎がないかチェックしてもらいましょう。抗がん剤や放射線治療を開始してからも、定期的に通って、口内の衛生管理をしてもらうと安心です。

口の中を清潔にして感染を防ぎましょう

　治療によって唾液が少なくなると、唾液の自浄作用が低下し、口内炎が起きると歯みがきもおろそかになりがちなため、雑菌が増えて感染が起こりやすくなり、悪循環になってしまいます。治療が始まる前から、うがいや歯みがきをまめにして、口の中を清潔に保っておくことがたいせつです。荒れた粘膜に触れずに歯と歯ぐきがみがけるような歯ブラシ（ヘッド部分が小さく毛先がやわらかいブラシなど）や歯みがき剤（刺激が少ないもの）を選ぶなど、くふうして続けましょう。歯みがきは、毎食後と寝る前の1日4回行いましょう。

　入れ歯は、弱くなった粘膜や荒れた粘膜に機械的な刺激を与え、症状を悪化させやすいので、装着は食事の時だけにしましょう。また、入れ歯も、細菌などがつかないように入れ歯専用のブラシで洗い、義歯洗浄剤につけておきましょう。

口の中を観察しましょう

　口内炎ができやすいのは、頬の粘膜、唇の裏側、舌の側面（縁）などです。口内炎は、抗がん剤治療や放射線治療開始後、7日から10日たった頃から出てくる症状です。1日1回は、鏡を使って、口の中を観察しましょう。口の中で違和感がある場所、痛いところ、色が白かったり赤かったり変わったところ、出血がないかなどです。観察したことは、受診時に、医師や看護師に伝えます。口内炎で話しづらいときは、メモに書いて渡してもかまいません。

口の中に潤いを

　頭頸部で唾液腺に影響が出る部位への放射線治療、また抗がん剤による口腔粘膜炎などで唾液の分泌が悪くなると、唾液の持つ自浄作用、保護作用、抗菌作用などが働きにくくなります。これを補うためにも2時間おきにうがいをしたり、水分をとるようにしましょう。うがいは、生理食塩水がしみにくくてよいでしょう。ご自分でつくるときは、以下の手順でつくります。

1) 1リットルのペットボトルをよく水で洗う。
2) 9gの食塩（小さじ2杯で10g）を計り、ペットボトルに入れ、1リットルの水を入れる。
3) ペットボトルのフタをして、塩が溶けるまでよく振る。

　また、唾液の分泌が悪く口内乾燥があるときは、夜寝るときなどマスクをして寝るとよいでしょう。また、枕元に簡易加湿器をおいてもよいでしょう。

※口内炎があっても刺激の少ない歯ブラシや歯みがき剤が開発されており、歯科医で手に入れることができます。

栄養士から

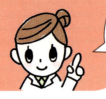

小さめ、やわらかめ、口あたりよく調理して

刺激物を避けましょう

飲酒や喫煙は口の中の傷ついた粘膜をさらに傷めてしまいます。食事が刺激となり、粘膜の炎症を発症させることもあります。禁酒・禁煙はもちろん、刺激の少ない食事を心がけましょう。刺激物の中でも、もともと好きな味は刺激に感じにくいので注意しましょう。自覚がないまま粘膜が傷ついていることがあります。

水分の多い食事に

パサパサした食品は飲み込みにくいばかりか、口内を傷つけることもあります。水分の多いもの、やわらかくて口あたりのよいものが食べやすいでしょう。魚は刺し身や塩焼きより煮魚に。ひき肉もそぼろより、野菜の水分を加えた肉団子に。野菜もあえ物や炒め物より、煮物や汁物でとるようにします。

主食も、おかゆやおじやに。パンはおかゆが苦手なら、牛乳に浸して口に入れるだけでも飲み込みやすくなります。

固形の食物はとろみで包んで飲み込みやすく

固形の食物は、煮魚や野菜の煮物、肉団子などにしてやわらかくしても、口の中でほぐれたときに粘膜を刺激することがあります。そんなときのヘルパー役はあんやソースのとろみ。煮汁の残りに水どきかたくり粉を流して煮立てるだけで、簡単にとろみがつきます。

とかしバターや植物油、マヨネーズ、練りごま、ヨーグルトなども、食物を脂肪の膜で包んでのどの通りを助けてくれます。食卓にマヨネーズや植物油を出しておき、食べにくいと思ったら垂らしてみるとよいでしょう。オリーブ油やごま油ならよい香りが食欲を促す効果も期待できます。

細かく刻んで食べやすい形態に

口内炎があっても、飲み込む力が保たれていれば、ほとんどの食材は、細かく刻んだり、ミキサーにかけたり、やわらかく調理することで食べられます。痛みが強くて、飲み込みもむずかしいようなら、ミキサーにかけた食材を裏ごししてピュレ状にしたり、ゼリーや寒天でとろみをつけたりして流動食にしましょう。

注 誤嚥の心配のあるときは、さらっとした水分は誤嚥しやすいので、とろみをつけてみましょう。とろみ調整食品（185ページ参照）などを利用しましょう。

うす味を心がけましょう

最も粘膜の炎症を招きやすい味は塩味です。少しでものどにしみる感じがしたら、うす味にしましょう。高血圧患者の塩分制限と異なり、問題はのどを通るときの濃度なので、「しみる」と思ったらぬるま湯などを加えてうすめればよく、口に入る塩分の量は影響しません。また、うす味をカバーする酸味や香辛料は使えませんが、うまみ成分は粘膜を刺激しません。こんぶや削りガツオ、鶏がらなどのうまみを使って、うす味でもおいしく食べられるくふうをしましょう。

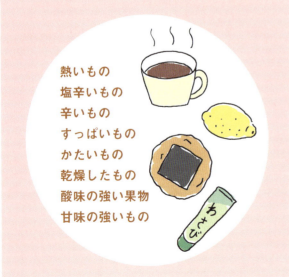

●●控えたほうがよい刺激物●●

熱いもの
塩辛いもの
辛いもの
すっぱいもの
かたいもの
乾燥したもの
酸味の強い果物
甘味の強いもの

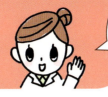

栄養士から　水分をこまめに補給しましょう

口内の乾燥を防ぐために水分補給を多めに

　治療のために唾液が少なくなっているので、こまめに水分を補給しましょう。家の中ですわったり寝たりして過ごしていても、1日に水だけなら1.2リットル、食事からの分も含めると2リットルの水分が必要だといわれています。外出時にはもちろん水分を携帯しますが、家の中でも手が届くところに水分を常備しましょう。

　また、においの気にならないごま油やオリーブオイルなどを口内に塗って乾燥がやわらいだという声もあります。

水分補給におすすめのドリンク＆メニュー

水、お茶、スポーツ飲料、ジュース、牛乳、アイスクリーム、シャーベット、氷、ヨーグルト、すまし汁、みそ汁、スープ

氷は角のない丸いなめらかなものを

　氷を口に含むと、とけるまでじわじわと口内が潤うので、効果的です。ただ、口の中が荒れているときは、角氷の角が粘膜に当たるだけでも痛いものです。丸い形の氷ができる製氷容器を使うか、角氷を水にくぐらせて角を丸くしてから口に含みましょう。

　なお、炎症のひどいときは、水分でむせることがあるので、とろみを加えたり、ゼリータイプの水分補給食品などを利用しましょう。

食事ができないときは栄養補助食品の利用を

　口内の炎症がひどくて、あまり食事ができないときは、濃厚流動食（バランス栄養飲料）や栄養補助食品などを利用して、低栄養にならないよう注意する必要があります。こうした製品は、乳製品や大豆製品が多く、口内の荒れた部分にもしみにくく、飲み込みやすいというメリットもあります（濃厚流動食は185ページ参照）。

炎症が強いときはかんきつ系のジュースは控えて

　炭酸ドリンクはもちろんですが、オレンジやグレープフルーツなどのかんきつ系のジュースは酸味が刺激となるので、控えたほうがいいでしょう。また、甘すぎる飲み物は、口やのどの渇きを増すことがあります。コーヒーやいろいろな香りを加えた乳飲料も、苦味や香りでわかりにくいものの、糖分が高いので注意しましょう。

発熱、おう吐、下痢があるときは特に水分補給を心がけましょう

◆エネルギーや栄養の補給には気を配っても、水分を補給することは忘れてしまいがちです。特に、発熱、おう吐、下痢などがあると脱水を起こす危険があるので、水分の補給は重要です。

口内炎（口腔内の炎症・乾燥）

胃の不快感

抗がん剤の治療中は、胸やけ、消化不良、胃の痛み、胃の重苦しさなど、さまざまな胃の不快症状に悩まされることがあります。抗がん剤によって胃の粘膜がダメージを受けて、胃の動きが悪くなったり、胃液や粘液の分泌が乱れやすくなるからです。もう一つ、胃の機能は自律神経によってコントロールされているため、ストレスの影響を受けやすいことも配慮しなければなりません。胃に負担のかからない食事と、暮らし方の知恵をくふうしましょう。

こんな症状で悩みました　患者さんの声

- 抗がん剤の副作用なのか、**胃が重苦しかった。**

- 抗がん剤治療を受けているとき、**口内炎、胃の痛み、下痢、味覚障害**で悩んだ。

- 抗がん剤で**胃のむかつき感**と倦怠感があり、とてもつらかった。

- **胃の調子が悪く、**食事が進まなかった。

- なにを食べてもまずくて、**食事に困った。**

- 胸のつかえ、のどのつかえ、**胃の痛みに苦しんだ。**体を動かすときのめまいなどがある。

- 食後の**胃のもたれ、痛み**に悩んだ。

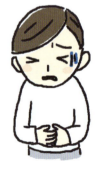

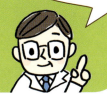

医師から

つらいときは
がまんしないで、相談を

胃・十二指腸は
精神的ストレスに弱い臓器です

「胃の不快感」は、胃の症状だけでなく、上腹部の消化器官の変調でも出現します。胃や十二指腸は、胃酸によって潰瘍ができやすく、また、胃液や膵液や胆汁といった強力な消化液が集まる場所です。精神的なストレスによって、胃・十二指腸潰瘍が悪化したり、消化機能の不具合による腹痛、下痢、吐き気、おう吐などが起きやすくなり、それが「胃の不快感」として感じられることがあります。症状が強いときには医師に相談してください。

口から肛門までの粘膜すべてが
ダメージを受けやすいのです

口から肛門までの消化管の内側表面はすべて、粘膜におおわれています。粘膜の細胞は、正常細胞の中でもとりわけ分裂・増殖して新陳代謝が盛んなだけに、抗がん剤によるダメージを大きく受けます。

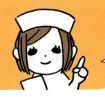

看護師から

胃に負担のかからない
食べ方を心がけて

よくかんで、ゆっくり食べましょう

食べ物はかめばかむほど消化がよくなります。時間をかけてゆっくり食べましょう。早いテンポの音楽をかけたり、興奮しやすいテレビ番組を見ながらの食事は、早食いを招きます。BGMはスローテンポな曲に、テレビも自然の風景を紹介する番組などを選びましょう。

腹六分目、七分目を目安に

満腹感は、胸やけや胃もたれなどを招きがちです。腹八分目より少なく、七分目、六分目くらいを目安にします。

どうしても食べすぎてしまってぐあいが悪くなる、という人は、食事を少量ずつ、朝昼夕の3食に、午前と午後の間食を加え、1日5〜6回くらいに分けて食べてみましょう。

食事は就寝2時間前までに

夜遅く食事をすると、睡眠中、胃の中に食べ物が停滞してしまい、翌朝、胃もたれなど胃の不快感が生じる一因になります。腹六分目、七分目ぐらいにとどめ、少なくとも、就寝2〜3時間前には食事をすませてしまいましょう。

食べ物はどのくらいの時間、胃の中にあるの？

胃の中に停滞している時間が長いほど、消化が悪いということです。食べる量や調理方法によって停滞時間が異なってきますが、脂肪が多いものほど時間がかかることに注目してください（時間はあくまで目安です）。

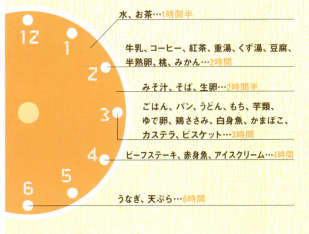

水、お茶…1時間半

牛乳、コーヒー、紅茶、重湯、くず湯、豆腐、半熟卵、桃、みかん…2時間

みそ汁、そば、生卵…2時間半

ごはん、パン、うどん、もち、芋類、ゆで卵、鶏ささみ、白身魚、かまぼこ、カステラ、ビスケット…3時間

ビーフステーキ、赤身魚、アイスクリーム…4時間

うなぎ、天ぷら…6時間

栄養士から

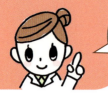

胃にやさしい調理法を
くふうしましょう

おやつの時間を活用して栄養を補いましょう

おやつを間食として、じょうずに利用しましょう。特に果物や乳製品は食事ではとりきれないものです。主食も足りないようなら、手軽につまめるお菓子を利用してエネルギーを補給するとよいでしょう。

安心調理法は煮る・蒸す・ゆでる

油を使わずに食材をやわらげ、水分を適度に含ませる「煮る、蒸す、ゆでる」は、消化がよく、胃への負担が少ない調理法です。特に、とろ火でじっくり時間をかけてやわらかく煮るのがいちばんです。味が濃くなると、塩味が胃の粘膜を刺激するので、うす味を心がけましょう。なお、焼き物やいため物も、油を控えて、火を通しすぎないようにふっくら、しっとり仕上げれば、胃に負担を与えません。

たんぱく質が不足しないよう良質のたんぱく質食品を

たんぱく質が不足すると、回復が遅れます。量が食べられないときこそ、良質のたんぱく質を摂取するように心がけましょう。良質のたんぱく質食品とは、人体に欠かすことのできない必須アミノ酸をバランスよく含む食品のこと。卵、脂肪の少ない肉類、魚介類、乳製品、大豆製品などです。2種類以上のたんぱく質、特に、動物性のたんぱく質と植物性のたんぱく質を組み合わせてとると、お互いに不足しているアミノ酸を補い合うことになり、効果的です。

避けたい食品をチェックしましょう

胃に負担を与えないためには、まず、負担をかけやすい、できるだけ避けたい食材やメニューを頭に入れておきましょう。それは、胃の粘膜を直接刺激したり、胃酸の分泌を促したりするものです。胃酸が出すぎると胃の表面に炎症が起きて、悪化すれば潰瘍になる心配もあります。

●●控えたほうがいい食品●●

高脂肪メニュー	揚げ物、ひき肉料理、うなぎのかば焼きなど
脂肪の多い魚や肉	まぐろの大とろ、バラ肉など
酸味が強いもの	酢の物、かんきつ類、パイナップルなど
煮てもやわらかくならないもの	ごぼう、竹の子、れんこん、いか、たこ
ヒトの消化酵素で消化されないもの	こんにゃく、海藻、きのこ
刺激物	アルコール、タバコ、炭酸飲料
カフェインの多いもの	コーヒー、濃い緑茶
胃酸の分泌を促すもの	香辛料、肉のエキス、辛味

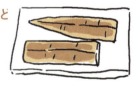
うなぎのかば焼き

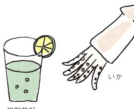
炭酸飲料　いか

栄養士から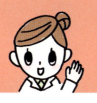

消化のよいものを選びましょう

胃にやさしい食材選びと食べ方のコツ

主食

炭水化物を主成分とする穀物は、胃への負担が最も少なく安心です。調子が悪く、あまり食べられないときは、主菜の食材と組み合わせて、少量でも栄養価の高いメニューに仕立てましょう。

◆ごはん◆ おかゆや軟飯でもよいが、卵やかに缶、鶏肉などを加えて、おじやや雑炊にするとたんぱく質もとれる。

◆パン◆ しっとりとしたパンより、よく焼けて水分が抜けたフランスパンやロールパンのほうが消化がよい。食パンはトーストにしたほうが消化がよい。フレンチトーストやパンがゆなら、たんぱく質もとれる。

◆めん類◆ やわらかい煮込みうどんが最適。冷たいそば、油脂の多い中華めん、食物繊維の多いそばは避けたい。

副菜

胃の調子が悪いときは野菜を敬遠しがちですが、たんぱく質を体内で利用するために、野菜のビタミンが欠かせません。粗繊維を調理して除くか柔らかくすれば、消化のよい食材ばかりです。

◆にんじん、かぼちゃ、大根、かぶ◆
皮と身の間に繊維が多いので、皮を厚くむいて煮物などに。

◆芋類◆ 生で食べても消化する長芋、山芋が最適。里芋も消化酵素があり、じゃが芋は食物繊維が少なく、消化がよい。

◆果物◆ バナナは消化・吸収がいいので、胃腸の弱っているときに最適。りんご、桃、メロン、パパイアなどもおすすめ。

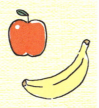

主菜

食べやすい卵と大豆製品に偏りがちですが、肉や魚はエネルギー代謝を促すビタミンB群、体液のバランスを保つミネラルの宝庫。1日にできるだけ、卵、乳製品、大豆製品をまんべんなく食べるよう心がけましょう。

◆魚介類◆ 脂肪の少ない白身魚は安心だが、養殖ものや深海魚などは意外に脂肪が多いので、注意する。かに、ほたて貝柱、かきもおすすめ。

◆肉◆ 赤身肉もミンチにしてシューマイやゆでギョーザ、ロールキャベツなどにすると、食べやすく消化もよい。市販のひき肉製品は、口あたりをよくするために脂肪成分を加えていることがあるので、表示に注意して選ぶ。

◆卵◆ かたゆで卵や生卵より、半熟卵が最も消化がよい。

◆乳製品◆ 牛乳は乳脂肪が微小の粒子になっているので、吸収されやすく、胃壁を包んで保護してくれる。飲むだけでなく、おやつにも料理にも積極的に使いたい。チーズやクリーム類は脂肪が多いので、控えめに使うこと。ただし、状態によっては、かえって不快に感じることもあるので時期を注意する。

◆大豆製品◆ 良質のたんぱく質、ビタミン、ミネラルがバランスよく含まれるので、積極的に活用したい。大豆そのものより、豆腐や湯葉、納豆などの加工品のほうが消化吸収がよく、おすすめ。

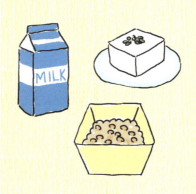

胃の不快感

膨満感

治療中、おなかのあたりが張ったり、胃のあたりが重くなったり、ほんの2～3口食べただけでおなかがいっぱいに感じることがあります。治療によって胃腸の機能が低下するために起こるので、あまり気にせずに、食べられるときに、栄養のあるものをとりましょう。ただし、ときにはほかの重大な病変が隠れていることもあるので、症状が強いときは注意が必要です。

患者さんの声

こんな症状で悩みました

- 食後、**膨満感**に悩まされている。
- 食後の胃の痛みや**つっぱり感**が続いた。食べ方が早いからといわれたが、治すのはむずかしかった。
- **おなかが張って苦しく、**食欲も出ない。

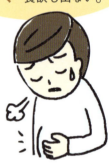

医師から

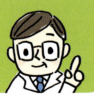

症状がひどいときは医師に相談を

あまり食べていないのにおなかがいっぱい！

満腹感とは異なり、胃に食べ物がたくさん入っていないのにおなかがふくれたように感じたり、突っ張ったように感じるのが膨満感です。抗がん剤治療や放射線治療によって、胃や腸の動きが悪くなり消化も進まず、食べ物が胃や腸に停滞するために生じます。

腸閉塞や腹水から起こることもあります

腸閉塞や腹水が原因となって、膨満感が生じることもあります。その場合は、専門的な処置をしなければなりません。症状のひどいとき、食事と関係なくいつも症状があるときは、担当医に相談してください。

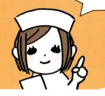

看護師から

心身ともリラックスすることがたいせつ

活動不足や小食、食べ方も原因になります

膨満感の原因はいろいろです。抗がん剤治療の副作用で腸の動きが抑制されて便秘になったり、治療によるだるさや倦怠感などから、横になって過ごす時間やあまり動かない時間が長くなったり、食事や水分があまりとれなくなったりすることでも起こります。また、もともと早食いの方は、食べ物といっしょに空気を吸い込みやすいため、空気が胃や腸にたまって膨満感がでることもあります。

イライラやストレスも一因

治療中は、治療に伴うストレス、治療の副作用症状に伴うストレスなど、緊張状態や過度のストレスが続くことがあります。ストレスで、交感神経と副交感神経のバランスが崩れ、胃や腸の動きが低下し、ガスがたまりやすくなることがあります。ゆったりとした気持ちで過ごすよう心がけましょう。

適度な運動も効果的

体調がよいときに食事前に少し体を動かしてみましょう。外へ出て散歩したり軽い体操をすることで、気分が変わったり、食欲が出たりします。適度な運動は胃腸の働きをととのえる作用もあります。ただし、無理は禁物です。外出がむずかしいときは、家の中で体を動かす程度でもかまいません。

栄養士から

消化のよい食事を少しずつとりましょう

ガスを発生しやすい脂肪や食物繊維は控えましょう

脂肪をとりすぎると、消化・吸収されずに腸に残ってしまい、ガスが発生することがあります。また、食物繊維の多いごぼう、芋、豆類などもガスが発生しやすく、症状を強めることがあります。

炭水化物の多い主食を中心に消化のよい食事に

炭水化物は体を動かすエネルギー源になります。やはりエネルギー源となる脂質と比べると、胃での停滞時間が短く、ブドウ糖に分解されてエネルギーになるプロセスも早く、即効性があります。ただ、炭水化物でも、芋や豆は、ふだんなら食物繊維もビタミンも豊富で望ましい食品ですが、膨満感のあるときは控えめに。ごはんやパン、めん類などの穀物を主役にします。

●●膨満感のあるときには控えたい食品●●

高脂肪メニュー
揚げ物、うなぎのかば焼き

ガスが発生しすいもの
ブロッコリー、カリフラワー、キャベツ、とうもろこし、玉ねぎ、豆類、栗、芋類、きのこ類、にんにく、炭酸飲料、香辛料、アルコール、カフェイン飲料、牛乳

たんぱく質食品を活用して

膨満感は食欲不振を招きやすく、無理をして食べると気分が悪くなることもあります。少し食べるとおなかがいっぱいになってしまう場合は、主食に消化のよいたんぱく質食品を組み合わせて、少量ずつに分けて食べましょう。

便秘

抗がん剤の治療中、便が出ない、ガスが出ない、便がかたい、おなかが張って痛いなど、便秘の症状に悩まされる患者さんが大勢います。抗がん剤によって腸の活動が悪くなることも一因ですが、食事の内容や食べ方、生活のリズムや運動不足などの生活習慣も影響します。そうした生活の、いわば癖を見直しながら対処しましょう。便秘以外の症状も軽くなるかもしれません。

患者さんの声 こんな症状で悩みました

- 抗がん剤の副作用の苦しみ。特に**便秘がひどかった**。

- 抗がん剤治療で、食事があまりとれず、点滴の後、**便秘とおう吐**が激しく、手足のしびれが常に続く。

- 抗がん剤治療の副作用で**便秘**になり、自分で肛門に坐薬を入れるときや浣腸するとき苦労した。

- 抗がん剤の副作用で、**手足のしびれ、むくみ、便秘、下痢、だるさ**などがある。

- 抗がん剤の点滴の後、**便秘になることと体毛が抜けること**に悩む。

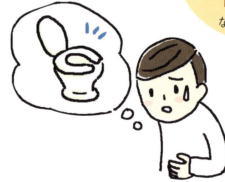

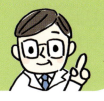

医師から
症状がひどいときは医師に相談して

食事や水分の摂取量が減ると便秘になります

食事の量が減れば、便の量が減り、水分摂取が減れば、少量の便がさらにかたくなり、排泄がむずかしくなることもあります。口から食事をとると、それがきっかけとなって、消化された食物を、胃から腸に向かって送る消化管運動が始まり、排便反射を誘発し、排便につなげます。食事が不規則になると、排便がうまくゆかなくなります。ゆっくりトイレに入るという日々の習慣も、規則正しい排便にはたいせつです。まれですが、ある種の抗がん剤が消化管の神経を障害して、便秘を引き起こすことがあります。

症状に応じて便秘薬で便通を整えることも必要です。

吐き気止めの薬や麻薬が便秘を引き起こすことも

抗がん剤によって起こる吐き気を止める制吐剤や痛み止めの麻薬にも、腸の働きを低下させる作用があり、便秘になりやすいことがあります。

精神的なストレスも影響します

胃腸の働きをコントロールしている自律神経は、ストレスの影響を受けやすいので、不安や悩みなどがあると、胃腸の働きが悪くなることがあります。不安や心配は周囲の人に相談したり、気分転換をはかったり、自分なりに対処してみましょう。

腸閉塞が原因のことも

腸閉塞が原因となることもあります。症状がひどい、腹痛や吐き気、膨満感を伴う場合は診察を受けてください。

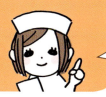

看護師から
生活習慣を見直してみましょう

おなかをマッサージしてみましょう

おなかのマッサージをすると、腸の働きが活発になります。就寝前に仰向けになり、おへその周囲を時計まわりに、円を描くように両手でゆっくり、20〜30回さすります。排便時にも便座にすわって同じようにマッサージします。

体を動かすことを日課にしましょう

適度な運動は胃腸の働きをととのえてくれます。できれば、散歩、軽い体操などで体を動かす習慣をつけましょう。運動は気分転換にもなるので、ストレス解消にも最適です。

生活習慣のポイントは朝の食事とトイレ

便秘は生活習慣の乱れから起こることもあります。通院や治療で、自分のペースで生活ができなくなりがちですが、できるだけ規則正しい生活を心がけましょう。特に朝のリズムがたいせつです。朝食をいつもできるだけ同じ時間帯にとり、食後にゆっくりトイレタイムをとり、朝食をとった刺激で排便が促される癖をとり戻しましょう。また、便意があるときは我慢せずにトイレに行くようにしましょう。

栄養士から

便秘解消の2本柱は食物繊維と生菌食品

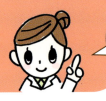

不溶性食物繊維は豆や穀物がおすすめ

　不溶性食物繊維は、植物の皮や粗繊維、いわゆる筋と呼ばれる細胞壁に多く含まれています。そのため、かたく食べにくい部分が多く、口内炎があったり、胃の調子が悪いときは敬遠されがちです。また、食欲不振で食事の量がとれないときに、食物繊維まで食べる余裕はないでしょう。

　そこでおすすめは、豆や穀物です。豆も穀物も皮に不溶性食物繊維がたっぷり。じつは水溶性食物繊維もかなり多いのです。しかもビタミン、ミネラルも豊富ですし、中の胚乳は良質の植物たんぱく質と炭水化物の宝庫です。あずきならあん、大豆ならおからやきな粉、納豆を利用すれば、口内炎があっても食物繊維がとれます。穀物は精白米より精白度の低い七分つきか五分つきの米や胚芽米を選べば、ビタミン、ミネラルもたっぷり。硬質小麦粉で作るパスタやパンも、意外な食物繊維の宝庫です。

乾物も少量で食物繊維たっぷり

　食物繊維のもう一つの供給源としておすすめなのは乾物です。切り干し大根、かんぴょう、干ししいたけ、干ぜんまい、干しずいきなどの野菜の乾物は、かたい細胞の壁が破壊されているので煮れば簡単にやわらかくなります。そのうえ、干すことでカルシウムも鉄もアップします。大根100g分の食物繊維が切り干し大根なら15gでとれるなど、少量で栄養が補給できます。保存がきき、煮物も冷凍できるのも大きな魅力です。

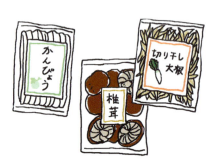

食物繊維とは

食物繊維は‥人間の消化酵素では分解できないため、繊維のまま腸に移行します。食物繊維は、植物の皮や筋など、水にとけない不溶性食物繊維と、海藻のように水にとけてゲル状になる水溶性食物繊維とに分類されます。

不溶性食物繊維とは‥腸内で水分を吸収してふくらみ、便のかさを増し、腸壁を刺激して腸の蠕動運動を促します。有害物質を吸着して排出する作用もあります。

水溶性食物繊維とは‥腸内の老廃物を吸着して排出しますが、それ自身が腸内の善玉細菌のエサになり、善玉細菌を増やす働きもします。胃から小腸、大腸への食物の移行をゆるやかにするので、血糖値の急激な上昇をおさえてくれる働きもあります。

便秘予防には‥不溶性食物繊維と水溶性食物繊維の割合をどうするか？　ほとんどの食品は両方とも含んでいるので、それほど神経質に考えなくてもだいじょうぶです。

●●食物繊維の多い食材●●

※（　）内は各食材の1食分の目安量(g)、右の数値はそこに含まれる食物繊維の目安量(g)です。

食材	値	食材	値
大豆(乾30)	5.4	たけのこ(ゆで150)	5.0
納豆(40)	2.7	西洋かぼちゃ(生150)	5.3
おから(70)	8.1	れんこん(生80)	1.6
きな粉(1さじ5)	0.9	モロヘイヤ(生60)	3.5
あずき(乾30)	5.3	さつま芋(生100)	2.2
いんげん豆(乾30)	5.8	里芋(生150)	3.5
玄米(170)	5.1	かんぴょう(乾10)	3.0
オートミール(40)	3.8	ひじき(乾10)	5.2
ライ麦パン(40)	2.2	干ししいたけ(5)	2.1
枝豆(生100)	5.0	干し柿(50)	7.0
スイートコーン(ゆで100)	3.1	寒天(7)	0.1
ごぼう(生80)	4.6	カットわかめ(1椀1)	0.4
ブロッコリー(生100)	4.4	干しのり(1枚3)	0.9

ヨーグルト、漬物、納豆で善玉細菌を増やしましょう

人の大腸には、ひじょうに多くの細菌が棲んでいます。このうち、乳酸菌やビフィズス菌などの善玉菌は、感染や腸内腐敗を防ぎ、腸の蠕動運動を促し、健康な便をスムーズに排泄する原動力となります。

善玉菌を増やすには、エサになる食物繊維とオリゴ糖を供給するとともに、プロバイオティクス、つまり生菌製品を積極的にとることです。ヨーグルトは生菌を含む発酵食品で、オリゴ糖も含んでいます。カルシウムも豊富で、たんぱく質が吸収しやすい形になっているので、乳糖不耐症の人にも安心です。漬物や納豆は、植物性乳酸菌の宝庫。どちらも植物性食物繊維が豊富です。

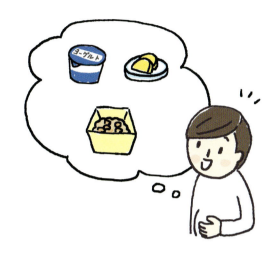

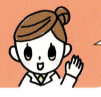

栄養士から　水分補給も忘れないで

水分不足も便秘を招きます

大腸は体に必要な水分を再吸収する役目をしています。そのため、水分の摂取量が少ないと便がかたくなってしまいます。特に高齢者はのどの渇きを感じるセンサーが衰えるので、水分不足を自覚しないことがあります。3食に汁物を添えたり、間食に果物やゼリーなどを添えて、食事でも水分の補給できるメニューを増やしましょう。

起きがけの冷水や牛乳は便通を促す効果があります

朝の空腹時に冷水や牛乳を飲むと、胃腸を刺激して便通を促してくれます。特に、牛乳の成分である乳糖は腸の運動を促す作用が高いので、便秘解消に効果的です。

野菜ジュースの甘味はペクチン豊富なりんごで

ジュースも、生の野菜や果物をミキサーにかけた自家製なら、ビタミン満点で食物繊維もたっぷりとれます。果物のおすすめはりんごです。りんごはペクチンが豊富で、腸の粘膜を守り、善玉細菌のエサとなり、便のかたさを調節する働きもします。ペクチンの効果は加熱しても変わらないので、ホットドリンクにも使えます。

下痢

抗がん剤の治療中、下痢が続いたり、便秘と下痢をくり返す症状に悩まされることがあります。放射線治療でも、おなかや骨盤内に照射したケースでは、下痢に悩まされることが多いようです。下痢が続くと体力を消耗し、必要なエネルギーが摂取できなくなり、脱水症の危険もあります。栄養と水分の補給に務め、体力を消耗しないよう生活にも注意します。

患者さんの声

こんな症状で悩みました

- 放射線治療のための5週間の通院の途中、**下痢と痛み**に苦しんだ。副作用とわかっているが、**電車で帰る時、何回も途中下車**した。

- 外科手術、ホルモン治療の後、現在放射線治療を行い、**下痢と頻尿**で長時間の通院時の**トイレの確保が悩みの種**だ。

- 抗がん剤を7か月飲んだが、**下痢と口内炎**に悩んだ。

- 抗がん剤治療で、点滴終了後、**1週間～10日間は大腸が正常に戻らず**、下痢と便秘を繰り返すので困った。

- 抗がん剤の**治療後ずっと下痢状態が続き**、おなかが気持ち悪い。

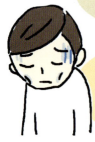

医師から

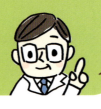

ひどいときは、点滴が必要なことも

抗がん剤で腸の粘膜が損傷されると下痢が起こります

抗がん剤によって胃腸の粘膜が損傷を受けると、下痢が起こりやすくなります。薬の種類によっては投与後すぐに起こることもありますが、一般には、投与して2～10日後に起こります。塩酸イリノテカンによる下痢は症状が強く出ることがあるので要注意です。その他、下痢を起こしやすい薬は、フルオロウラシル系、メトトレキサート、シスプラチン系などです。

腹部や骨盤内への放射線治療でも起こります

放射線の照射範囲が腸を含む腹部や骨盤内の場合は、下痢が起こることがあります。症状が出てくるのは照射開始後2～4週間ころです。放射線によって腸の粘膜細胞の働きが悪くなったり損傷を受けたりするためです。

まず医師に報告してください。治療を要することもあります

　下痢をほうっておくと、栄養不足に加えて脱水症状を招き、体力も免疫力も大きく低下して、病状を悪化させることがあります。症状が強ければ、まず医師に報告して指示を得てください。それでも強い症状が続くようなら、水分と電解質の点滴をすることもあります。

ストレスも影響するので神経質にならないように

　胃腸の働きはストレスに影響されやすいので、下痢が治らないのではないか、がんの進行や再発と関係あるのではないかなどと不安に思うと、いっそう悪化しかねません。医師、看護師、栄養士などのアドバイスを受けながら、リラックスできるよう心がけましょう。

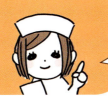

看護師から　水分を充分補給し、衛生管理にも注意します

脱水症に注意してこまめに水分をとりましょう

　下痢が続くと、体の中の水分が不足する心配があります。特におう吐が重なると多量の水分とともにカリウムなどの電解質が失われ、心臓に負担をかけることがあります。少し冷ました白湯（さゆ）やイオン飲料を少しずつ何回もとり、水分と電解質を補給します。医師や看護師から対処方法を聞いているときはその方法にそって行動しましょう。まったく食事がとれない、おう吐と下痢が続くなどのときは、病院に連絡しましょう。

おなかを冷やさないよう、1枚プラスしましょう

　おなかが冷えると下痢をしやすくなります。いつもより下着を1枚増やしたり、靴下を厚くするなど配慮しましょう。夏場は電車内や室内の冷房に注意が必要です。弱冷房車を利用し、室内でも冷房の風がおなかに当たらない場所を選びます。女性はスカーフやショールを持ち歩きましょう。薄くても1枚おおうだけで、冷え方が大きく違います。

おしりを清潔に保ちましょう

　下痢が続くと、皮膚のトラブルが起こりやすくなります。また肛門周囲の粘膜が荒れると、特に白血球（好中球）低下時は、感染を起こしやすくなります。
　トイレ後、温水洗浄便座などで洗浄する、あるいは清浄綿（赤ちゃんや介護が必要な人用のおしり拭きシートなどもあります）などで強くこすらず押し当てるようにしてきれいに保ちましょう。なお、温水洗浄便座はお湯の勢いで弱った肛門周囲の粘膜に刺激になり、痛みが出ることもあります。そのようなときは、お尻拭きシートなどを押し当てるようにするとよいでしょう。外出時は、携帯用のおしり洗浄器で流すようにすれば肛門周囲への刺激は少なくてすみます。

下痢

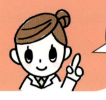

栄養士から 水分と、カリウムも、こまめに補給しましょう

1日にコップ8〜10杯分を少しずつ飲みます

　下痢をしているときは、水分をとると下痢がひどくなりそうで怖いかもしれませんが、下痢のときこそ水分補給が必要です。ただ、腸の粘膜が過敏になって、水分の再吸収能力が低下しているところに、冷たい水分を一度に大量に注ぎ込むような飲み方は避けましょう。適温は室温から人肌くらい。1日に2リットルくらいまでの量を、1回に一口か二口くらいの少量ずつ、こまめに飲むのがコツです。

市販のイオン飲料などを活用しましょう

　下痢が続いているときの水分補給は、水分とともに失われた電解質を補ってくれるイオン飲料がおすすめです。イオン飲料にはいろいろな種類がありますが、ナトリウムとカリウムが補給できる基本のタイプで充分です。ナトリウムイオンは、ブドウ糖やアミノ酸をいっしょにとると吸収が増すので、市販のイオン飲料のほとんどは甘味が加えられています（185ページ参照）。

イオン飲料とは

　電解質をとかした嗜好飲料です。電解質とは、水にとけたときに電離して、プラスとマイナスのイオンを持つ物質をいいます。体液中には、ナトリウム、カリウム、カルシウム、マグネシウムなどがあり、これらをとかした飲料が、イオン飲料です。スポーツ飲料は、汗で失われる電解質を補給することを目的としたイオン飲料の一種です。

水分を補給するポイント

1. 白湯やお茶だけでなく、イオン飲料も飲みましょう。
2. イオン飲料は室温にして飲みましょう。
3. 少量ずつ、こまめに飲みましょう。
4. 牛乳、かんきつ系のジュースは下痢やおう吐を誘発しやすいので控えましょう。
5. フルーツゼリーやゼリータイプの栄養補助食品（185ページ参照）もおすすめです。

注 イレッサや降圧剤の服用中は、グレープフルーツジュースは控えましょう。

カリウムは神経伝達や筋肉活動を支えるミネラル

　カリウムは、筋肉の収縮や心筋の正常な活動に深くかかわる重要なミネラルです。

　体液は血液のほか、細胞外液と細胞内液に大別されます。細胞外液に最も多い陽イオンはナトリウム、細胞内液に最も多い陽イオンはカリウムです。この2つの濃度差によって神経伝達に必要な電気的変化が生じます。そのため、カリウム不足になると全身に脱力感を感じることがあります。さらに不足すれば、筋力低下や不整脈、神経症状や精神症状が起こることもあります。血圧の調整にもかかわっています。

　したがって、カリウムとナトリウムはバランスよくとることがたいせつですが、日本人は一般にナトリウムをとりすぎる傾向があります。下痢などで脱水状態が起きても、カリウムが不足しやすいので注意しましょう。

　なお、腎機能が悪化している場合には、カリウムが過剰になり、全身状態を悪化させるので、カリウムの摂取量を制限しなければならないことがあります。

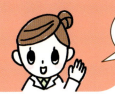

栄養士から まずはエネルギー、たんぱく質とカリウムを優先します

低脂肪高たんぱくの食事を心がけましょう

食欲が少しでも出てきたら、できるだけ早く食事を再開して栄養をとるようにします。まずとりたいのはエネルギー源になる主食です。おかゆやうどんなど、胃腸を刺激しない食事から始めます。次いで加えたいのは、傷ついた粘膜を修復するたんぱく質豊富な食品です。胃腸に負担を与える脂肪ができるだけ少なく、必須アミノ酸がそろった良質たんぱく質食品を、やわらかく調理してとるようにします。

ガスの出やすい食品も控えておきましょう

脂肪の多い食材や料理、甘味の強い菓子などは胃腸に負担をかけるので控えます。また、不溶性食物繊維の多い食材（164ページ参照）は腸の蠕動運動を高めるので症状を悪化させます。腸内で発酵しやすい食品もガスを発生させて腸を刺激するので控えましょう。

排便と食事を記録しましょう

食事の記録もつけておくと便利です。「何日目になればおちつく」とか「これを食べたら調子がよかった」などをメモしておくと、次回の参考になります。医師や看護師に症状を伝えるうえでも役立ちます。巻末の副作用チェック表と食事日記などを活用してみてください。

最も手軽なカリウム源は果物。魚は蒸し物、野菜は汁物に

カリウムは果物や野菜のほか、肉や魚、海藻にも豊富です。ただ、カリウムは水にとけるので、ゆでたり煮たりすると3割以上失われます。したがって、生で食べるのがいちばん。果物や生野菜は損失が少なくてすみます。果物の酸味や野菜の食物繊維による刺激が心配なときは、果物はやわらかく煮たコンポートに、野菜は汁ごと食べられるスープや汁物にするとよいでしょう。

魚もカリウムの損失が最も少ないのは刺し身ですが、感染や香味野菜の刺激を考えると、蒸し物がいちばんです。電子レンジでの調理もおすすめです。

控えたい食品

- 繊維が多くてかたいもの…ごぼう、れんこん
- 高脂肪食品や料理…揚げ物、うなぎのかば焼き
- 腸内で発酵しやすいもの…豆類、キャベツ、さつま芋、栗
- 刺激物…香辛料、アルコール、炭酸飲料、カフェイン飲料

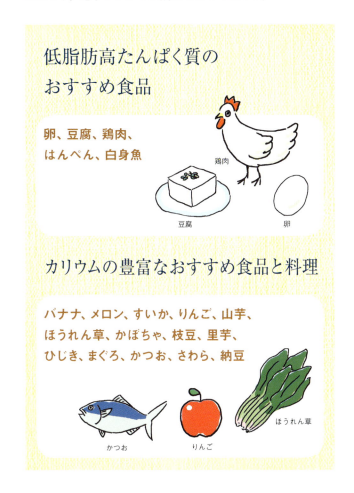

低脂肪高たんぱく質のおすすめ食品

卵、豆腐、鶏肉、はんぺん、白身魚

カリウムの豊富なおすすめ食品と料理

バナナ、メロン、すいか、りんご、山芋、ほうれん草、かぼちゃ、枝豆、里芋、ひじき、まぐろ、かつお、さわら、納豆

下痢

摂食困難（開口咀嚼障害）

抗がん剤や放射線の治療中、口が渇いて食べにくい、口をあけると痛いなどの症状を感じることがあります。また、頬の筋肉が硬縮して口が大きく開けられなかったり、噛むことが思うようにできないこともあります。食品の形態や大きさなどをくふうしたり、やわらかく調理するなど、自分に合う対応策を見つけましょう。

患者さんの声

こんな症状で悩みました

- 口が充分 **あかない**。
- 上あごにのりがはりついたり、たんが詰まったりして、口の中がいつも **ガサガサ** していた。
- **かみにくい**。
- 口が充分にあかないことや歯が抜けたときの補助器具の問題、食べ物に制限があって **かたいものが食べられない** ことなどが悩みである。

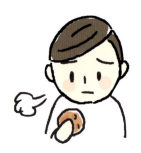

医師から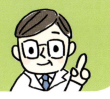

開口障害を防ぐために口腔ケアに注意しましょう

放射線照射や口内炎の悪化から、開口障害が起こることがあります

　口腔内や頭頸部に放射線を照射すると、口の炎症などにより、咀嚼や開口が障害されることがあります。食事をくふうするとともに、それ以上の悪化を防ぐため、口内炎の悪化や細菌感染の合併を起こさないよう、医療スタッフによる口腔ケアを受けてください。日頃から、低刺激性の歯ブラシや歯みがき粉を用い、積極的にうがいを行って口の中を清潔に保つよう努力してください。

看護師から

医療者のサポートもたいせつです

症状を具体的に医療者に伝えましょう

　症状悪化を防ぐには、第一に、口腔ケア（178ページ参照）を実践して、口腔内を清潔に保つことです。また、医療者のサポートを受けるために、「どのようなときに」、「どこが」、「どのような状況なのか」というつらい症状を伝えましょう。会話がうまくできないときは、紙に書いて渡してもよいでしょう。我慢は禁物です。医療者のサポートを受けながら治療を行いましょう。

栄養士から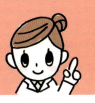

口に入る大きさにしましょう

食べやすいように、大きさやや形態、やわらかさをくふうしましょう

　口が大きく開かなくても食べやすいよう薄切りにしたり、口あたりのよい食べ物を選び、やわらかくなるよう調理しましょう。舌でつぶせるようなやわらかい食材や料理も市販されています。

口の中が乾燥しないよう水分を補給しましょう

　口の中が渇いたり、痰がつまりそうなときは、水分を多めにとります。ただし、一度に多量に飲むとむせやすいので、少量ずつこまめにとりましょう。飲みにくい場合は、一口大の氷をなめたり、シャーベット状にするのもよいでしょう。

摂食困難（開口咀嚼障害）

飲込困難（のどや食道の炎症）

飲み込み困難はおもに、頭頸部や食道への放射線治療で起こります。照射部分に炎症が起きて痛みが生じ、唾液すら飲み込めなかったり、浮腫によって通過障害が起こることもあります。飲み込みやすいよう食事の形態をくふうしたり、あらかじめ食事以外の栄養補給方法を検討する場合があります。

患者さんの声

こんな症状で悩みました

- 固形物、熱い物、塩分などをとると、カミソリで切られるような鋭い痛みを感じ、水分も飲めなかった。離乳食を利用したり、すべての料理をミキサーにかけて食べた。

- のどの奥が痛くて食事があまりとれず、体重が1週間で1～1.5kg減った。

- 放射線治療によるのどの痛みが、1年半以上たった今も残っている。

- 治療が終わっても軽いのどの痛みが残って、長く会話していると声がすぐ枯れる。

医師から

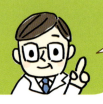

放射線の照射部分に炎症が起きて症状が出ます

放射線治療が終わる前後に症状がピークになります

頭頸部がんや食道がんでは、放射線治療と抗がん剤治療を組み合わせて行うことがあります。放射線治療の副作用は、照射部位や線量によって、また患者さんの体質や身体状況によっても異なります。

口の中、のど、食道などに放射線が照射されると細胞が傷つき、炎症が起きて、さまざまな症状が起きます。まず、治療の早い段階から乾燥感が出て、中頃から、のどの赤み、痛み、飲み込みにくさ、味覚の変化などが現れてきて粘膜炎がひどくなり、ただれや出血が起こることもあります。こうした症状は治療が終わる前後にピークになりますが、その後、徐々にやわらいできて、治療後1か月ほどで回復します。

温度や浸透圧をくふうしましょう

痛みや飲み込みにくさから、食事ばかりか水分もとれなくなることがあります。飲むものの温度を体温と同程度とし、浸透圧を血液に合わせると痛みなどが軽くなります。状況に応じて、栄養状態を維持するために栄養補助食品の利用や点滴などを行います。痛み止めを使用することもあります。水分もとれない場合は早めに相談しましょう。

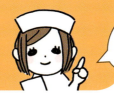

看護師から　治療前の予防策がたいせつです

治療前から、禁煙、禁酒、口腔衛生が大事です

　口やのどの粘膜炎を予防するには、まず治療前から禁酒・禁煙をすることがたいせつです。口の中のケアの習慣をつけることもたいせつです。治療によって唾液が少なくなると、唾液の自浄作用が低下し、口内炎が起きると歯みがきもおろそかになりがちなため、雑菌が増えて感染が起こりやすくなり、悪循環になってしまいます。治療が始まる前から、うがいや歯みがきをこまめにして、口の中を清潔に保っておくようにしましょう。

　荒れた粘膜に触れずに歯と歯ぐきがみがけるような歯ブラシ（ヘッド部分が小さく毛先がやわらかいブラシなど）や歯みがき剤（刺激が少ないもの）を選び、歯みがきは、毎食後と寝る前の1日4回行いましょう。
　食事をするときは、粘膜に対する刺激を減らす食べ方を心がけましょう。それはよくかんで食べることです。よくかむと唾液の分泌が促され、食べ物が細かくなめらかになって、粘膜を傷つけにくくなります。また、治療が進むにつれて粘膜の弾力が失われてくるので、一度にゴックンと飲み込むとつかえやすく、痛みが出ます。しっかりかめば、細かくなった食べ物が少しずつ自然にスムーズに流れ込んでくれます。

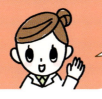

栄養士から　やわらかくなめらかな食べ物を少しずつ食べましょう

ゼリー、ペースト、ムース状の食べ物がおすすめです

　症状が軽いうちは、やわらかく煮た食べ物を細かく刻んであんをからめるだけでも食べやすくなります。液体が飲み込みにくくなってきたら、とろみをつけたり、ゼリー、プリン、ペースト、ムース状の食品がおすすめです。
　市販のポタージュスープやスムージー、プリン状の食品を活用してもよいでしょう。スープやスムージーに、ドリンクタイプの栄養補助食品（185ページ参照）を加えれば栄養価が高くなり、栄養補助食品がおいしくとれて一挙両得です。
　また、見た目は普通の料理なのに、舌でつぶせるソフトな状態に調理した食材や料理が販売されています。介護食の宅配もあります。

一口分を少しずつ、よくかんで食べましょう

　食べ物がつかえないように、一口の量を少なくしてよくかんで食べましょう。また、思うように食事量がとれないときは、一度にたくさん食べようとせず、何回かに分けて食べてみましょう。
　飲料水も、一度に飲むとつかえたり、誤嚥してむせたりすることがあります。少しずつこまめに補給し、誤嚥しやすい場合はとろみ調整食品（187ページ参照）を加えてとろみをつけましょう。

飲込困難（のどや食道の炎症）

白血球減少

抗がん剤の多くは骨髄の機能にダメージを与え、骨髄で造られている白血球を減少させます。放射線治療では白血球の減少はあまり問題になることはありませんが、放射線の照射が骨髄に及ぶ治療や抗がん剤と組み合わせたりする治療では、やはり白血球を減少させます。

ただ、白血球が減少しても自覚症状はありませんし、感染症を起こさなければ大きな問題にはなりません。そこで感染予防がたいせつになってきます。予防の基本は、手洗い、うがい、口腔ケア、スキンケアです。

患者さんの声　こんな症状で悩みました

- **白血球の数が減少し、注射をして数値を上げた。** 口の荒れ、ムカムカ、下痢がなくなり、足先がしびれ、今も、手足などが突っ張ったようになることがある。

- 抗がん剤の副作用による白血球減少で毎日通院したり、注射をしたりする必要があり、**心身ともにきつかった。**

- **白血球の減少が続いている**ため、歯科の治療を避けたり、転倒しないように家で静かに過ごしたりしている。

- **白血球の極度な減少。**

- 抗がん剤の副作用で体がつらい。白血球減少による**感染症**の話を聞き、心配。

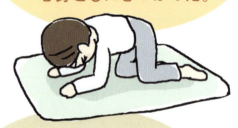

感染症が疑われる症状

- 37〜38℃以上の高熱
- 寒け、ふるえ
- 咳、のどの痛み
- 下痢、腹痛
- 排尿時の痛み、血尿、頻尿、排尿後も尿が残る感じ
- 肛門痛
- 皮膚の発疹、発赤
- おりものの増加、性器出血、陰部のかゆみ
- 歯肉痛、歯痛

医師から
発熱や咳など感染が疑われるときは受診を

感染の機会を減らしましょう

　抗がん剤治療で白血球が減少している時期には、細菌・ウイルス・真菌などの感染症にかかりやすくなります。そこで、治療開始前には、肺炎球菌ワクチンや時期に応じてインフルエンザワクチンを受け、感染予防に努めてください。また、虫歯や歯周病や皮膚感染症があれば、歯科や皮膚科の診療を受け、敗血症を防止します。

　治療が始まり、白血球が減少している間は人混みを避け、風邪やその他の細菌感染症を防ぎましょう。満員電車に乗ったり、混雑した場所に行くときにはマスクをつけましょう。口や鼻から入る細菌やウイルスに対する予防には、手洗い、うがい、食事の衛生管理もたいせつです。白血球が激減している場合には、白血球を増やす薬剤を投与することもあります。

　抗がん剤治療による白血球減少時に、感染症が疑われた場合には、速やかに抗ウイルス薬や抗生物質による治療を開始しなければならないので、できるだけ早く病院に連絡しましょう。

栄養士から
食事作りでは衛生管理に注意しましょう

冷蔵庫の過信は禁物。台所用品や食器も清潔に。

　食材は新鮮なものを使用しましょう。洗える食材はていねいに洗い、まな板や包丁、ふきんなどの台所用品は定期的に殺菌します。調理する人の手に傷がある場合は手袋をして調理をするか、他の人に調理をお願いしましょう。下痢やおう吐がある場合は、調理するのを避けてください。

　食器類も清潔にして使用しましょう。食事は作りたてのものを食べるようにし、ペットボトルはコップにあけてから飲むようにします。電子レンジは温めムラが生じる場合があるので注意が必要です。また、冷蔵庫も過信せずに早めに使いきるようにしましょう。

　「白血球を増やす食べ物はありませんか？」という質問をよく受けますが、特別どの食品でということはなく、バランスよく食事をとり栄養状態を良好にすることがたいせつです。

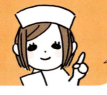

看護師から
手洗い、うがい、口腔ケアを習慣づけましょう

感染を予防するための生活習慣を身につけましょう

　白血球減少時の食事に関する制限は、主治医の指示に従ってください。主治医から指示がなければ、あまり神経質にならずに、普段通りの生活を送ってよいでしょう。

　ただし、感染予防はしっかり行いましょう。帰宅時にはうがいや手洗いを行います。手洗いは調理前、食事前などにも行って下さい。また、口腔ケア（178ページ参照）をこまめに行い、皮膚の清潔や保護、保湿にも心がけてください。

白血球減少

Column

血小板と赤血球の減少にも注意しましょう

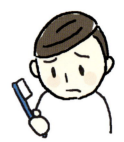

抗がん剤や放射線療法で骨髄の造血機能がダメージを受けると、白血球だけでなく、血小板と赤血球も減少します。
いずれも食事への影響は少ないのですが、リスクを防ぐために日常生活で注意したいことがたくさんあるので、あわせて紹介します。

▼血小板減少

医師から 　血小板の減少は出血のリスクを高めます

出血が止まりにくくなる危険があります

　血小板には血液を凝固させる役割があり、血管の傷口をふさいだり、出血を止めたりします。不足すると、出血が止まりにくくなったり、ちょっとした刺激で皮下出血したり、歯ブラシでこすっただけで歯肉から出血するなど、出血のリスクが高くなります。血小板数が5万/μl以下になると、消化管出血などの危険が生じることもあります。

検査値で自分の危険度を確かめましょう

　血小板減少の対策は、一にも二にも出血予防です。表に示したように、血小板の数によって、出血の危険性は違ってくるので、それに応じて予防する必要があります。もちろん医師や看護師も指示しますが、患者さん自身も治療のたびに自分の検査データを確認し、今どんな危険性があるかを理解しておきましょう。万が一出血したときの対策についても、医師や看護師から充分な説明を受けておきましょう。

看護師から 　いちばんの対策は出血予防です

体を傷つけないことが大事です。食べ物、飲み物にも注意して。

　血が止まりにくくなるので、出血を起こさないように注意することが大切です。それには、ケガをしない、鼻を強くかまない、口の中を傷つけないように口腔ケアを行う、固い食べ物や熱い飲み物を控えるなど日常生活で注意できることは行って下さい。万が一出血した場合は、冷やしたり圧迫したりして止血を試みます。それでも出血が止まらないようなら、医療機関に連絡をしましょう。

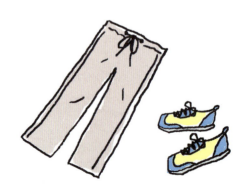

血小板減少のレベルと予防

血小板数（/μL）	出血のリスク	予防策
10万以下	止血に時間がかかる	◆ 転倒・打撲を防ぐ
5万以下	歯肉出血、鼻出血	◆ 歯ブラシの選択 ◆ 鼻を強くかまない ◆ 皮膚をこすらない ◆ 圧迫を避ける
3万以下	臓器出血の可能性	◆ 排便コントロール ◆ 咳・痰のコントロール

▼赤血球減少

医師から：赤血球の減少から貧血が起こることもあります

抗がん剤投与後、遅れて現われます

　赤血球は酸素を体中に運ぶ役割をしているので、不足すると、動悸や息切れ、めまいなどの症状が起こります。ただ、赤血球の寿命は約120日もあるため、症状が現われるのは、抗がん剤投与後、数週間から2～3か月後です。

　なお、放射線療法でも、骨髄への照射によって、貧血が起こることがありますが、症状は重くはありません。ただ、ほかの原因による出血が加わると、重症化しがちです。

重症になると輸血が必要です

　ヘモグロビン濃度が7g/dl以下になると、めまいや失神、倦怠感に悩まされるだけでなく、心拍数が増したり、酸素不足から狭心症の危険が生じ、輸血が必要になります。そうなる前に鉄剤や造血効果のあるビタミン剤を使用します。

看護師から：体力を消耗しないよう注意しましょう

　貧血があると体がだるいと感じるようになります。日常生活のなかでも無理をしないようにしましょう。動きはじめるときにふらつくことがあるので注意し、充分に休息をとりましょう。なお、一般に出回っている「貧血に対する食事」の情報やレシピ本の内容は、「鉄欠乏性貧血」に対応するもので、血液の生産量が低下したときの貧血に対応するものではありません。なによりバランスよく食べることがたいせつです。

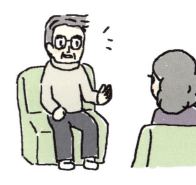

口腔内トラブルをやわらげる
口腔ケアの基本とポイント

　口内炎、口内乾燥などの口腔内トラブルは、抗がん剤などの薬物療法の副作用により、40～70％の確率で起こります。

　口内炎は、口の中の痛みや出血、熱いものや冷たいものがしみるなどの症状を起こします。これは、抗がん剤などの薬物によって、唇やほお、舌など、口の中の粘膜がダメージを受けて炎症が起こるためです。個人差がありますが、一般的には治療開始後7日くらいで症状が現れ、10～12日目でピークになります。

　口内乾燥は、薬の影響で唾液の分泌量が減るために起こります。「口が乾く」「口の中がネバネバする」などの症状から、話しづらい、食べにくい、味覚が変わるなど、いろいろな影響が出ます。

　放射線療法でも、口腔内に放射線が当たると、口腔粘膜や唾液腺などが影響を受け、口内炎や唾液腺障害から口内乾燥が起こります。

　現在、こうした口腔内トラブルを完全に防ぐ方法は確立されていません。しかし、あらかじめ準備をしたり、早めに対処することで、症状をコントロールすることができます。ぜひ実行してみてください。

▶▶口腔ケアのスタートは治療前から

まず、歯科を受診して歯の治療をすませましょう

　薬物療法を受けると免疫力が低下し、虫歯が悪化したり、歯ぐきや歯を支える骨に炎症が起こることがあります。治療が始まる前に、かかりつけ歯科を受診しましょう。歯石の除去や虫歯の治療を受け、自分に合うセルフケアの方法を歯科衛生士に指導してもらいましょう。

　口腔周囲への放射線治療を受ける場合にも、治療開始前に歯科を受診します。放射線治療では、虫歯や歯周病、義歯も、口腔内感染のリスクとなります。金冠歯は放射線散乱の原因になり、口内炎のリスクも増すので、とりはずすなどの処置が必要になる場合があります。また、放射線治療後に抜歯をすると傷口から感染を起こして下顎骨が壊死する危険があります。抜歯が必要な場合は、治療開始の2～3週間前までにすませることが推奨されています。

セルフケアも、治療前から丹念に

　歯科で治療やケアを受けても、毎日のセルフケアを怠れば、口の中の細菌がすぐに繁殖し、口の中は汚れてしまいます。歯科医院で指導されたセルフケアを毎食後と就寝前にしっかり行いましょう。

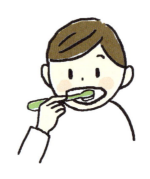

▶▶ 治療が始まったら毎日観察＆清浄＆保湿ケア

毎日、口の中を観察しましょう

　自分の口の中をじっくり見たことがありますか？　症状のない普段の状態を知っておくことで、治療による口の中の変化に気づきやすくなります。口の中の状態を毎日観察しましょう。

粘膜を刺激しない方法で口の中を清潔に保ちましょう

　口内炎が起きて痛みがある時期でも、口の中を清潔に保つことが大事です。歯みがきはできる範囲でていねいに行い、うがいをこまめに行いましょう（153ページ参照）。粘膜をできるだけ刺激しないような歯ブラシを選び、みがき方にも注意します。

　吐き気やおう吐で食事がとれないときでも口腔ケアは必要です。吐き気が少ないときやトイレや洗面所に立ったときなどに、口をゆすぐようにしましょう。うがいはしみなければ、水でよいでしょう。しみる場合は、医療者に相談してください。

こまめに水を含んだり、保湿液などで口の中を潤し、乾燥を防ぎましょう

　唾液の分泌が不足すると口の中が乾燥して粘膜が傷つきやすくなります。また唾液による自浄力が働かないために、虫歯ができやすくなったりします。そのほかにも「飲み込みにくい」「味がわかりにくい」などの困ったことが起こります。

　ケアを行う前に口唇や口角の保湿をしてから歯みがきを行いましょう。歯みがき前に水を口に含み、口の中を湿らせることで、乾燥してこびりついた汚れが落ちやすくなります。また歯みがき後には、再度保湿剤を使用して乾燥予防に努めましょう。

　保湿剤を使用する場合は、味に対する好みがありますので、ご自分の使用感がよいものを選びましょう。なお、殺菌剤が入ったうがい液は刺激になるので、症状がある場合は使用を控えましょう。

痛みは積極的にコントロールします

　痛みがあると食事がとれず栄養不足になり、口内炎がなかなか回復しません。そのため積極的に痛み止めの薬を処方してもらいましょう。口内炎には通常の痛み止めである解熱鎮痛剤がよくききますが、それでも効果がないほど痛みが強くなる場合は、モルヒネなどの医療用麻薬を使うことが推奨されます。

　痛み止めは食前に服用します。また、うがい薬に局所麻酔薬を混ぜて使用することで、口の中の粘膜を短時間麻痺させてから食事をする方法もあります。使用にあたっては必ず医療者に相談して使ってください。

口内炎の症状がある時の
口腔ケア用品

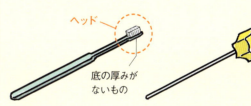

ヘッド
底の厚みがないもの

歯ブラシ
粘膜を傷めないよう、ヘッドが小さく、厚みがないものを選びます。毛はやわらかめで平らにカットしたものがよいでしょう。

洗口液
アルコールは傷を刺激し、乾燥を助長します。アルコール無添加で、体液と同じ濃度（等張圧）に調整した製品はしみにくく、保湿剤を調合したものは清浄効果と保湿効果が同時に得られます。

スポンジブラシ
舌やほほ、上あごなど、口の中の粘膜のケアや保湿剤を塗るときに使います。スポンジが柔らかくてきめが細かく、軸は水を含んでも折れにくく、口の中のすみずみにまで届く長さのものを選びましょう。

歯みがき剤
一般的に研磨剤、発泡剤、清涼剤などができるだけ入っていない低刺激のものを選びます。虫歯予防にフッ素が配合されたものが望ましいでしょう。

神経障害があるときの食事作りのくふう

　がんの治療による副作用で末梢神経障害が起こると、手にしびれや痛みが出ることがあります。また、手術や放射線治療により、腕や手にリンパ浮腫が出ることもあります。こうした症状があると、「物をつかみにくい」「手に力が入らず、落としやすい」「熱いものに触れてもわからずにやけどをした」「指先を使う作業ができない」といったトラブルが起こります。そうなると、食事作りが思うようにできないことがあります。
　末梢神経障害は、個人差もありますが、治療が終わっても症状が改善するまで時間がかかります。1年以上、症状が続くこともまれではありません。そこで、調理器具をくふうしたり、市販の食材や料理を活用したりして、食事作りをするためのくふうすることが必要です。

■ 物をつかみにくいとき

　包丁を握ったり、びんやペットボトルの蓋が開けにくいときなど不便があるときは、すべり止めシートがあると便利です。包丁も柄にシートを巻いて太くすると握りやすくなります。
　びんの蓋を開けるときも、シートを巻くと開けやすくなります。オープナーもゴム製のものは扱いやすく、さまざまなサイズの蓋に合うタイプもあります。
　包丁の代わりに、軽い力で切れるスライサーやチョッパー、ピーラー、フードプロセッサーなどの調理器具をじょうずに利用しましょう。肉や魚は下処理のすんだものを選び、野菜は冷凍食品やカット野菜を活用するとよいでしょう。

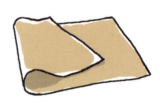

すべり止めシート
しなやかで弾力性のあるシリコンゴム製品がおすすめです。包丁の柄に巻いたり、びんの蓋をつかんでも、すべらずに密着して動かせます。

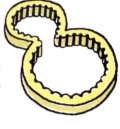

ゴム製オープナー
イソプレンゴム製などの弾力性のあるタイプは、すべり止めの効果もあります。

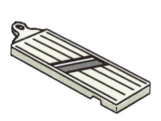

スライサー
本体をボールやまな板に固定できる滑り止めのついている製品を選ぶと、安定性が高いので、使いやすいでしょう。

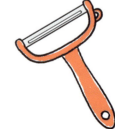

ピーラー
皮むき器も大型のものなら大根やにんじんの薄切りに使えます。

■ 箸が使いにくいとき

スプーンやフォークで代用しましょう。柄が太いほうが持ちやすいようです。介護用に持ちやすくデザインされた箸やスプーン・フォークを試してみるのもよいでしょう。

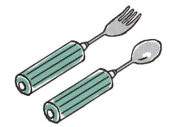

スポンジグリップつきスプーンなど
弾力のある太いスポンジ製グリップは小さい力で握ることができます。グリップのみの別売りもあり、手持ちの食器に組み合わせて使うことができます。

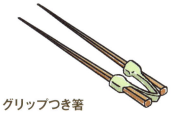

グリップつき箸
グリップが指を支えるので、小さな力で握って箸先を動かすことができます。グリップの形や大きさはさまざまなので、握りやすいものを選ぶとよいでしょう。

■ 感覚が鈍くなっている場合

末端神経障害により、温度を感じにくくなるため、熱いものを触っても気づかない場合があります。うっかり火傷をしないよう、直接、鍋やフライパンなどに触れずにすむよう、鍋つかみなどを使用しましょう。

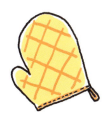

なべつかみ
シリコン製品は、耐熱性、防水性、すべり止め効果もあり、便利です。

■ 寒冷刺激を避けましょう

抗がん剤の種類によっては、寒冷刺激が症状を誘発したり、悪化させる要因となることがあります。冷たいものに触れたり、飲んだりしないようにしましょう。体が冷えると症状が悪化するからです。

炊事をするときは、水を避けて湯を使い、裏毛のついた厚めのゴム手袋を着用しましょう。軍手に使い捨てのビニール手袋を重ねても代用できます。

ごはんは、水に触れずに米とぎできる器具を使ったり、とがずにすむ無洗米、真空パックのごはんなどを活用しましょう。

看護師から

しびれの症状をやわらげる生活アドバイス

末梢神経障害によるしびれは、しびれている部位を温めると症状がやわらぐ場合があります。血液循環をよくするために、入浴時などにお湯の中でマッサージをしましょう。

ただ、抗がん剤の影響で皮膚が弱くなっている場合がありますので、強くこすらず、さするような気持ちで行ってください。マッサージができない場合は手のグーパー運動でもよいでしょう。

また、皮膚を濡らしたままにしておくと冷えて症状が出やすくなります。手洗いや入浴後はできるだけ早く水けをふきとりましょう。

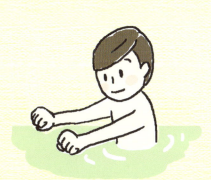

1人分調理のコツと食生活のくふう

本書はがん患者さんの分だけを作りやすいよう、材料を原則として1人分で表記しています。ただ、1人分の調理はむずかしく、むだも多くなりがちです。手間も食材もできるだけむだにしないよう、食事作りの負担を軽くするためのコツやくふうを紹介します。

なべは小さく、フライパンは大きく

1　1人分で作りにくい料理の筆頭は煮物や汁物です。1人分でも4人分でも火が通る時間は変わらないので、加熱中に蒸発する水分が1人分のほうが多くなり、食品に火が通る前に汁けが足りなくなったり、味が濃くなったりするからです。これを防ぐには、小さいなべを使うこと。汁物用は直径10～12cmの深めのものを用意します。煮物用はひとまわり大きい直径15cmくらいの浅いものを選びます。
　ボールも直径7～8cmくらいの小さいものが2～3個あると、調味料を合わせたり、あえ物などに便利です。
　フライパンは逆に大きいほうが便利。小さいフライパンでいためると食材が重なって火が通りにくく、水けが出たり焦がしたりしがちです。広いところで少量の食材を大きく動かせば、1人分の油でもまんべんなくなじみ、火の通りが早く、調理時間が短くてすみます。

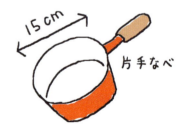

15cm 片手なべ

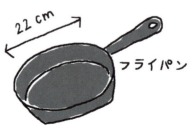

22cm フライパン

パック調理でごはんとおかずを同時調理

2 ポリ袋に食材と調味料を入れ、炊飯器でごはんといっしょに炊きながら加熱する方法です。このパック調理は1人分の料理がなべなしででき、光熱費も節約できるのがメリットですが、以下の特徴を知っておきましょう。

1 ごはんが炊き上がる30分間、とり出すことができない。
2 水分が蒸発しないので、料理が限られる。
3 加熱中、アクが出る食材は向かない。
4 炊飯器に入れたときにポリ袋が水面と平らにならないと、火の通りがむらになる。したがって、米は2カップ以上炊くほうがよい。

これらの特徴に合う料理は、おかゆ、雑炊、スープ、肉と野菜のスープ煮、ロールキャベツ、肉じゃが、カレー、煮魚などです。

調理のコツは以下の4つです。
1 アク抜きが必要な食材は下ゆでする。
2 野菜は小さめに切り、火が通りにくい芋やごぼう、大根などは、あらかじめ電子レンジ加熱する。
3 ポリ袋に食材と調味料を全部入れて、空気をよく抜き、袋の上のほうをきつく縛る。
4 炊飯器に米を入れて水加減をし、ポリ袋を顔が出ないように入れ、普通に炊く。

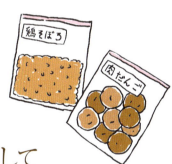

＜食材別冷凍のコツ＞

ごはん 温かいうちにラップで包み、さめたらラップごと冷凍用袋に入れる。
⇒凍ったまま電子レンジ加熱する。

ゆでめん 水けをよくきって冷凍専用袋に入れる。
⇒凍ったまま熱湯や煮汁に入れて調理する。

薄切り肉 塩をふったり、酒としょうゆをからめ、水けをふいて1枚ずつラップにはさんで冷凍する。
⇒冷蔵庫で自然解凍して好きな味に調理する。

ひき肉そぼろ 香味野菜のみじん切りとともにいためてそぼろにし、さめたら冷凍専用袋に入れる。
⇒冷蔵庫で自然解凍し、好きな味に調味する。

肉団子、ハンバーグ、ロールキャベツ、ギョーザ、シューマイ 自家製を作ったときに、火を通してからさまして冷凍専用袋に入れる。
⇒冷蔵庫で自然解凍し、温める。

切り身魚 柚香漬け、みそ漬け、粕漬けなどにして、味がしみたら魚をとり出し、ラップで包んで冷凍する。
⇒冷蔵庫で半解凍して焼く。

まとめて下調理して小分け冷凍

3 食材は少量になるほど割高です。まとめて買ったり、調理して、1回分ずつ小分けにして冷凍しておきましょう。肉や魚は、家庭の冷凍庫では、調味しないで生のまま冷凍すると雑菌が増殖する心配があります。料理を作るついでにいっしょに下調理して冷凍しておけば、次は違う料理に活用できます。

なお、野菜も基本的に、ゆでるか煮るかしておけば冷凍できますが、歯ごたえ、風味ともどうしても落ちるので、市販の冷凍野菜を利用するほうが得策です。

4 市販食品は、新鮮な野菜や果物を添えて

最近は、調理ずみ食品の種類がぐんと増え、たいていのものを買ってすませることができます。でも、便利だからと、どれもこれも買っていたのでは、経済的にたいへんなだけでなく、市販食品特有のくせのある味に飽きてしまい、そのために食が進まないこともあります。心がけたいのは、市販食品を利用したときも、食卓に1品は生鮮食品を使った料理をのせること。特に水溶性ビタミン・ミネラルが補給できる野菜と果物を添えるよう注意しましょう。

<市販食品の特徴と選び方>

レトルト食品 缶詰めと同じく、料理をまるごと密封して120度以上で加圧加熱殺菌してあるので、常温保存がきき、種類も豊富です。問題は、高圧高熱によって、ビタミンやミネラルが大量に失われること。特に亜鉛の欠乏が指摘されています。

真空包装食品 透明フィルムで包装され、袋が食品に密着しているのが特徴です。100度以下の加熱処理なので、「要冷蔵」保存の表示があり、冷蔵ケースで売られるのが本来ですが、スーパーのセールなどで、室温の棚に山積みされることがあるので注意してください。

調理ずみ食品 包装されている場合は、原材料名や添加物、賞味期間も表示されていますが、デパートなどで計り売りされているお総菜は、そうした情報を確かめる方法がありません。信頼できる店で買うしかありませんが、おかしいと思ったらすぐに問い合わせるなど、注意しましょう。

冷凍食品 保存料なしで保存でき、素材食品は季節を問わず手に入るのも大きなメリットです。注意したいのは、いったん家庭の冷凍庫に移したら早めに食べきること。また、解凍したものを再冷凍するのはタブーです。

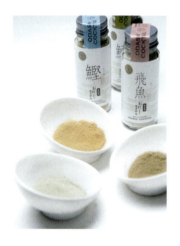

<Mizunotoおだしカクテル>

天然素材の削り節を水冷臼式製法で溶けやすいパウダーに仕上げた粉末だし。食塩などの調味料、酵母エキスやタンパク加水分解物などの加工助剤も無添加。カツオ、イワシ、サバ・ムロアジ、アゴ、こんぶの5種類の他、しいたけ、たまねぎ、にんじんの3種類の野菜だしもある。

※問い合わせ先　㈱ミカコーポレーション
0120-326-905
http://www.iidashi-mizunoto.com

5 だしは粉末タイプをブレンドすると手軽に楽しめます

汁物や煮物に使うだしは、天然素材でとるほうが、うまみ、香りともマイルドでくせがありません。それでも、嗅覚や味覚の変化によっては、症状を誘発することがあります。そんなときに重宝するのが、粉末の天然だしです。

粉末だしは、だしをとる手間がかからないのはもちろんですが、分量の加減が手軽にできます。写真で紹介した商品のように、カツオ節、こんぶ、煮干しなど、単品素材で作っただしなら、そのときの好みに合わせて組み合わせることもできます。

この商品に限らず、液体製品や濃縮製品など、いろいろなタイプの天然だしが市販されているので、使い勝手のよいものを見つけてください。

栄養補助食品（濃厚流動食を含む）の特徴と選び方

▶ 次のページに商品の一例を掲載しました。

食事が充分にとれないときに、栄養を補ってくれるのが栄養補助食品です。
どんなときにどんなタイプの商品が適しているか、おおまかにまとめました。
ご紹介する商品の多くは、現時点で静岡がんセンターの売店で扱っているものですが、
同じタイプでも、この他に多くの商品があります。
これを参考に、病院の管理栄養士に相談して、自分の体調や好みに合う商品を選んでください。

食事で困っていること

- 食事がとれない
- 食べられる量が減った
- やせてきた
- 体力が落ちてきた

▼

エネルギーとたんぱく質がいっしょに補給できる食品を選ぶと効率的。ビタミン、ミネラルも配合されていれば、よりバランスよく栄養が補える。脂質や糖質、たんぱく質やリン、カリウムを調整した栄養調整タイプもある。

▼

エネルギー・たんぱく質補給食品

飲み込みに問題がある
- NO → ドリンクタイプ／クッキータイプ
- YES → ドリンクタイプ＋とろみ調整食品／ゼリータイプ

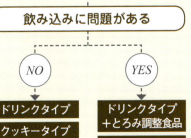

- 野菜が食べられない
- 果物が食べられない
- 貧血が心配
- 骨粗鬆症が心配

▼

ビタミン類、ミネラル類が強化されている食品を選ぶ。ビタミン強化食品は、ビタミンAからKまで各種を総合的に配合したマルチタイプが効率的。ミネラル強化食品は、鉄、カルシウム、亜鉛に特化したものの他、マルチタイプもある。

▼

ビタミン・ミネラル強化食品

飲み込みに問題がある
- NO → ドリンクタイプ／クッキータイプ
- YES → ドリンクタイプ＋とろみ調整食品／ゼリータイプ

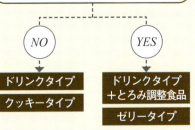

- 水分が充分にとれない
- 水分の不足が気になる

▼

水分補給には、水分と電解質を含むイオン飲料を選ぶと吸収されやすく、保水力も高い。下痢やおう吐、発熱、発汗が続いたりして水分不足が激しい場合は、電解質がより多く含まれる経口補水液を選ぶとよい。

▼

イオン飲料・経口補水液

飲み込みに問題がある
- NO → ドリンクタイプ／クッキータイプ
- YES → ドリンクタイプ＋とろみ調整食品／ゼリータイプ

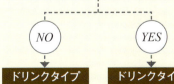

エネルギー・たんぱく質補給食品

エネルギーとたんぱく質に加え、ビタミン類、カルシウムや亜鉛などを添加した食品です。甘味系が中心ですが、ドリンクタイプではスープやお茶、ゼリータイプではおかず系もあります。クッキータイプは甘味が少なく、飽きずに利用できます。それぞれ味のバリエーションが数種類あります。

ドリンクタイプ

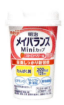
明治メイバランスmini
カップ
（明治）
125ml
200kcal
た 7.5g

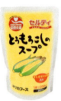
栄養支援セルティ
とうもろこしのスープ
（ホリカフーズ）
200ml
200kcal
た 7g

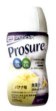
プロシュア
（アボットジャパン）
220ml
280kcal
た 14.6g

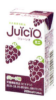
JuiciOミニ
（ニュートリー）
125ml
200kcal
た 8g

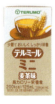
テルミールミニ麦茶味
（テルモ）
125ml
200kcal
た 7.3g

カロリーメイト缶
（大塚製薬）
200ml
200kcal
た 7.6〜10g

クッキータイプ

カロリーメイト
（大塚製薬）
1本100kcal
た 2〜2.2g

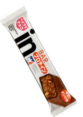
ウィダーinバー
プロテイン
（森永製菓）
1本108〜194kcal
た 10.4〜10.5g

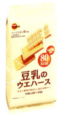
豆乳の
ウエハース
（ブルボン）
1枚40kcal
た 0.6g

ゼリータイプ

ブロッカZn
（ニュートリー）
77g 80kcal
た 6.2g 亜鉛5mg

ウィダーinゼリー
スーパープロテイン
（森永製菓）
120g 98kcal
た 10g

オクノス栄養支援
茶わん蒸し
（ホリカフーズ）
75g 80kcal
た 5〜5.3g

カロリーメイト
ゼリー
（大塚薬品）
215g 200kcal
た 8.2g

料理・飲料に加えてアレンジできる
ニュートリーコンク2.5

（ニュートリー）

1ml当たり2.5kcalと高エネルギーのうえ、たんぱく質、ビタミン、ミネラルもバランスよく補給できるソース状の食品。軽い粘りけと甘みがあり、乳製品、マヨネーズ、トマトケチャップの他、しょうゆやみそとも相性がよく、混ぜて使うと味にコクが増します。

※栄養表示中「た」はたんぱく質の略。社名の株式会社は省略しました。

ビタミン・ミネラル強化食品

ビタミン、ミネラルともに強化した製品を選ぶと効率的に栄養がとれます。甘味系のドリンクタイプやゼリータイプが中心ですが、味のバリエーションが豊富なので、飽きずに利用できます。ミネラル強化食品にはキャンディやふりかけもあります。

ドリンクタイプ

ブイ・クレスCP10
（ニュートリー）
12種類のビタミン、鉄、亜鉛などを強化。
125ml　80kcal　た12g

毎日ビテツ
（アイクレオ）
鉄、亜鉛、カルシウム、ビタミンC、葉酸も強化。
100ml　37〜45kcal　た0g

ゼリータイプ

ウィダーinゼリー マルチビタミン
（森永製菓）
11種類のビタミンを配合。
180g　90kcal　た0g

ウィダーinゼリー マルチミネラル
（森永製菓）
5種類のミネラルを配合。
180g　90kcal　た0g

ドライタイプ

黒ごまウエハース
（カセイ食品）
吸収のよいヘム鉄を配合。
1枚35kcal　た0.5g
鉄2mg

ジャネフカルシウムたまごボーロ(鉄分入り)
（ジャネフ）
鉄、カルシウムを配合。
16g　60kcal　た0.4g
鉄5mg　カルシウム300mg

イオン飲料・経口補水液

炭水化物を控えた低エネルギータイプや、ゼリータイプには、アミノ酸、ビタミンやミネラル、食物繊維を添加した商品があります。水に溶かして使う粉末タイプもあります。

ドリンクタイプ

ポカリスエット
（大塚製薬）
100mlあたり　25kcal
た0g　Na 49mg

アクエリアス
（日本コカ・コーラ）
100mlあたり　19kcal
た0g　食塩相当量0.1g

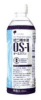
経口補水液　OS-1
（大塚製薬工場）
100mlあたり　10kcal
た0g　Na 115mg

ゼリータイプ

のみや水
（キッセイ薬品工業）
150g　50kcal
た0g　Na 117mg
食物繊維 1.1g

ポカリスエットゼリー
（大塚製薬）
180g　55kcal
た0g　Na 93mg

経口補水液 OS-1ゼリー
（大塚製薬工場）
200g　20kcal
た0g　Na 230mg

とろみ調整食品

液体がのどをゆっくり通るよう、とろみをつける食品。加熱しなくても、冷たい飲み物から温かい汁物まで、簡単にとろみがつけられます。製品によって、使用量の基準は異なるので、自分に適した濃度になるよう調整するとよいでしょう。お茶や水は、混ぜてから2〜3分おけばとろみがつきますが、栄養補助食品のドリンクタイプ、果汁や牛乳、みそ汁などは溶けるのに時間がかかるので、混ぜて5〜10分後、再び混ぜるとよいでしょう。

トロミクリア
（ヘルシーフード）

ソフティアS
（ニュートリー）

副作用チェック表

			月　日　曜日						月　日　曜日		
抗がん剤	[薬剤名]		1クール			1クール			1クール		
			朝	昼	夕	朝	昼	夕	朝	昼	夕
			○	○	○	○	○	○	○	○	○
		点滴	○			○			○		
放射線療法											
血液成分（略号）											
白血球（WBC）											
赤血球（RBC）											
血小板（PLT）											
肝機能（GOT・AST）											
肝機能（GPT・ALT）											
自由記載欄											
		kg			kg			kg			kg
					℃			℃			℃
排便	（回／日）										
	（下痢　軟　普　硬）										
排尿　（回／日）											
食欲　　　　　（あり　普通　なし）											
吐き気・おう吐　（あり　普通　なし）											
味覚の変化　　（あり　普通　なし）											
嗅覚の変化　　（あり　普通　なし）											
飲み込みにくさ　（あり　普通　なし）											
口内炎　　　　　（あり　なし）											
胃の不快感　　（あり　なし）											
膨満感　　　　　（あり　なし）											
だるさ　　　　　（あり　なし）											
手足のしびれ　（あり　なし）											
脱毛　　　　　　（あり　なし）											
皮膚の変化　　（あり　なし）											
自由記載欄											

◆この表はホームページよりダウンロードすることができます（http://survivorship.jp/）

食事日記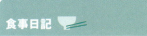

	月　　日　曜日[天気　　　]			月　　日　曜日[天気　　　]		
	献立名	材料名	食べた量	献立名	材料名	食べた量
朝食						
昼食						
夕食						
間食						
自由記載欄						

表の使い方と記入方法

◆ このページをコピーして記入してください。

◆ 各項目にその日の料理名や材料名を入れます。「食べた量」は、まったく食べられなかった場合×、少し食べられた場合△、全部食べられた場合○、などの3段階の評価を記入してもよいでしょう。
自由記載欄には、料理の感想のほか、その日の体調や気分、生活の記録など、日記代わりに役立ててください。

◆ この表はホームページよりダウンロードすることができます（http://survivorship.jp/）

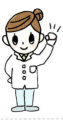

覚え書き

SURVIVOR SHIP
サバイバーシップ
がんと向きあってともに生きること。

2010年Best啓発サイトアワード
「がんがわかるWEB大賞」
より良く生きるための情報部門
優秀賞受賞

本書の内容がホームページやiPhone/iPadアプリでごらんになれます

ホームページ
http://survivorship.jp/

アプリケーションダウンロード
http://survivorship.jp/meal/app/

- がんサバイバー向けのウェブサイト「SURVIVORSHIP.jp」は、がん患者さんやご家族のために、治療によって生じるつらさをやわらげる情報を提供しています。「がんになって困った」「がんについてしりたい」「がんを克服したい」といったさまざまな悩みに対するヒントが多く掲載されています。
- 治療中の患者さんの食事の悩みに応えるコンテンツ【食事のくふう】もその一つ。本書に掲載されているすべてのレシピを無料で閲覧することができます。症状別の適・不適や料理のジャンル、さらには使用する材料などで検索することも可能です。また、アプリも配信しています。（左のアドレスにアクセスしてください）
- 皆さんのご意見や、料理の評価ができるアンケートも用意しています。本書とあわせて、ぜひご活用ください。

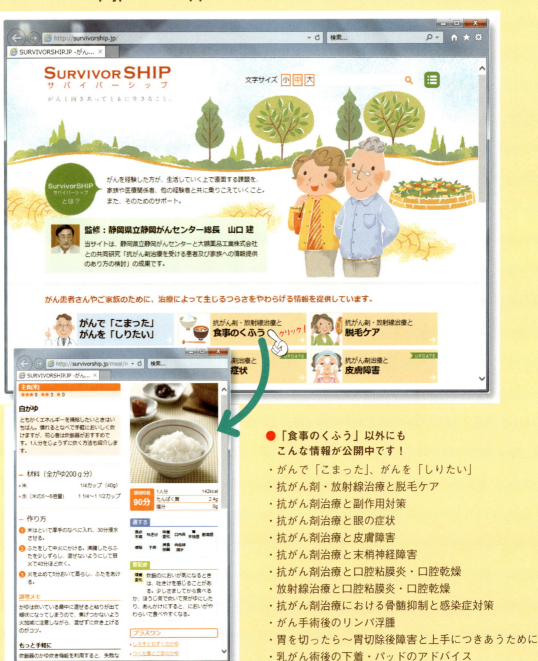

● 「食事のくふう」以外にもこんな情報が公開中です！

・がんで「こまった」、がんを「しりたい」
・抗がん剤・放射線治療と脱毛ケア
・抗がん剤治療と副作用対策
・抗がん剤治療と眼の症状
・抗がん剤治療と皮膚障害
・抗がん剤治療と末梢神経障害
・抗がん剤治療と口腔粘膜炎・口腔乾燥
・放射線治療と口腔粘膜炎・口腔乾燥
・抗がん剤治療における骨髄抑制と感染症対策
・がん手術後のリンパ浮腫
・胃を切ったら〜胃切除後障害と上手につきあうために
・乳がん術後の下着・パッドのアドバイス

監修・著
山口　建（静岡県立静岡がんセンター　総長兼研究所長）

編著
稲野利美（静岡県立静岡がんセンター　栄養室長）
吉田隆子（NPO法人　こどもの森　理事長）
石川睦弓（静岡県立静岡がんセンター　研究所　患者・家族支援研究部長）
廣瀬弥生（静岡県立静岡がんセンター　疾病管理センター　看護師長）
静岡県立静岡がんセンター　栄養室
静岡県立静岡がんセンター　研究所　患者・家族支援研究部
静岡県立静岡がんセンター　疾病管理センター

Staff
- 料理作成　●大沼奈保子
- 撮影　●青山紀子
- イラスト　●のろたさなえ
- スタイリング　●渡辺孝子
- 表紙デザイン　●大藪胤美（フレーズ）
- 本文デザイン　●横地綾子（フレーズ）
- 校正　●編集工房クレヨン
- 栄養計算　●大越郷子
- 編集協力　●植松文子・編集工房クレヨン
- 編集　●中島さなえ

改訂版 Staff
- イラスト　●のろたさなえ
- 表紙デザイン　●大藪胤美（フレーズ）
- 本文デザイン　●原　玲子
- 編集協力　●中島さなえ、ビーケイシー
　　　　　　編集工房DAL
- DTP協力　●ビードット

がんよろず相談Q&Aシリーズ
症状で選ぶ！　がん患者さんと家族のための
『抗がん剤・放射線治療と食事のくふう　改訂版』

2007年11月 1 日　　初版第 1 刷発行
2016年 4 月20日　　初版第12刷発行
2018年 1 月10日　　第 2 版第 1 刷発行
2019年12月20日　　第 2 版第 2 刷発行

編著者●山口建、稲野利美、吉田隆子、石川睦弓、廣瀬弥生
発行者●香川明夫
発行所●女子栄養大学出版部
　　　　〒170-8481　東京都豊島区駒込3-24-3
電　話●03-3918-5411（営業）03-3918-5301（編集）
　　　　http://www.eiyo21.com
振　替●00160-3-84647
印刷・製本●凸版印刷株式会社

乱丁・落丁本はお取り替えいたします。
本書の内容の無断転載・複写を禁じます。

©Yamaguchi Ken, Inano Toshimi, Yoshida Takako,
　Ishikawa Mutsumi, Hirose Yayoi,
　Shizuoka Cancer Center 2007, 2018
　Printed in Japan　　ISBN978-4-7895-5013-0